JN057266

序

　本書,『職業としての鍼灸』は,プロフェッショナルな鍼灸を目指して執筆しました.その底流にあるのは,"鍼灸の未来を創る"です.

　書名の「鍼灸」には,二つの意味があります.一つは,専門職としての鍼灸(鍼灸医療)です.もう一つは,専門職業人としての鍼灸(鍼灸師)です.

　鍼灸を職業とするということは,鍼灸のプロフェッショナリズムに努めることです.プロフェッショナリズムとは,臨床能力,コミュニケーション能力,倫理観・倫理感への取組みやそれらの遂行を指します.本書は,それらに関連する内容も含めて執筆しました.

　鍼灸医学は,日本の正統医学としての座を追われた明治以降も国民に求められ,国民の保健に寄与してきましたが,近年その受療率は低下しています.一方,諸外国に目を移すと,統合医療の普及,啓発とともに医療現場では鍼灸が取り入れられ,高い評価を受けています.このように日本における鍼灸医療は,世界の趨勢とは異なる様相を呈しています.

　では,日本鍼灸を活気づけるにはどうすればよいのか,残念ながら起死回生の一手は思いつきません.あるとすれば一人ひとりの鍼灸師が,プロフェッショナルな鍼灸を目指し,地道に研鑽する以外にはないと考えます.

　プロフェッショナルな鍼灸とは何か,そのことについての明確な定義もなければ,それを構成する主たる要素もはっきりしていませんが,専門職の要件から言えば,他の専門職と共通する要素が鍼灸のプロフェッショナルな要素(臨床力,コミュニケーション力,高潔な倫理観・倫理感)として捉えることができます.これらのことを踏まえて執筆しましたが,プロフェッショナルな鍼灸を目指そうとする契機の一助に役立つことができれば望外の喜びです.

　しかし,本書だけでは"鍼灸の未来を創る"ことは出来ません.そこで目下『鍼灸の再発見』(仮称)と題して,鍼灸医学の基盤をなす古代中国の自然哲学とエコロジー思想がいかに素晴らしい科学的思考であったかを,近現代の科学との関連性を通して明らかにし,さらに未来に向けて新たな視点,観点,さらにパラダイムを

提示することができる可能性について執筆を進めています．是非，『職業としての鍼灸』と合わせて購読いただければと願っています．

　本書は，鍼灸を心底愛する錦房代表の竹内　大氏の要望に応えることから執筆にとりかかりました．執筆を依頼されてから2年余りの歳月が過ぎたにも拘わらず，脱稿を辛抱強く待ってくださいました．その間，多くの励ましを頂き，ようやく上梓にこぎつけた次第です．竹内氏の忍耐と励ましがなければ，本書は世に出ることがなかったことを思うと竹内氏に感謝しかありません．

　また，恩師と仰ぐ丹澤章八先生に素晴らしい推薦の辞を頂きました．推薦の辞にあるように本書を「人生的読書」として読んでいただければ，著者にとっては身に余る光栄です．衷心より感謝申し上げます．

　令和4年9月　新涼灯火に親しむ

矢野　忠

推 薦 の 辞

　序章でも述べられている通り，本書は，卒前では，教育過程の時間的制約から踏み込んで教えられていない領域・知識ですが，卒後，在野に在って活動する鍼灸師の実地臨床の展開には，しっかりと身に帯すべき必携の知識と，その知識を実践に導く具体的にして詳細な方法論を解いた，いわば生涯教育の成書（教科書）ともいうべき，充実した内容に満たされている書籍であること，また，読者対象を半ば臨床に携わる鍼灸師に限定した独自性を持った，創造的な名著であることを，先ずもって指摘・ご紹介しておきます．

　矢野　忠先生（著者）は，ご自身の半生を超す歳月を，鍼灸医学・医療の臨床・研究・教育全般に亘って，その発展・深化・充実・のために文字どおり心血を注いでこられました．足跡の上に残されてきた優れた業績は，現在も第一線で活躍されている実像と合わせて，鍼灸界を超えた広い範囲の医学・医療界で，高く評価されています．

　本書は，ご自身の自分史（鍼灸史）の基盤の上に築かれたひときわ高い見地から，多様化する現今の，疾病地図の変化に対応する医学・医療界における鍼灸の治未病医療としての役割・重要性と，望まれる将来の在り方を，余すところなく俯瞰された壮大な物語です．

　物語の各章はほぼ独立しているので，必要と思う章を熟読吟味し，提示された示唆を臨床に活かすという，営為の連鎖を常に心がければ，臨床の豊かさと信頼性は，いや増すことは必定です．畢竟，患者さん中心の医療の実現に繋がります．

　読むという営みに，「生活的読書」と「人生的読書」があることを知りました．「生活的読書」とは，文字を辞書的に読むこと（通知類など）．「人生的読書」とは，自分の人生と共鳴させた真実を読むことを促されることだそうです（若松英輔著；『日本人にとってキリスト教とは何か』より）．不遜な飛躍的・積極的解釈で恐縮ですが，「人生的読書」とは，著者に成りきって読み進むと，共鳴する力点の文言が心に響き，その力点をおのずと行動に移すことを促されるとでもいえましょうか．

　本書は，真のプロフェッショナルたるべき命題が示され，読者一人一人の個人に

向けて語られる，プロフェッショナルとしての人生の指南書でもあります．是非「人生的読書」を念頭に読み進んでください．

　本書を蔵書に加えることはプロフェッショナルの証となります．免許証に添えて座右に置かれることを衷心からお薦めして，推薦の辞といたします．

丹澤　章八

目　　次

━━━━━━━ 続刊案内　鍼灸の未来を創る　『鍼灸の再発見』（仮題）━━━━━━━

　鍼灸医学の底流には常に生きている状態をあるがままに観察し，よりよく生きることを最大の価値に置く思考様式がある．西洋科学が対象を要素に分析し，いかに綿密に・解析して，要素を丹念に組み立てても元の世界を現出させることはできない．鍼灸医学のすばらしさと魅力，さらに大いなる可能性を紹介し，これからの鍼灸医学にかかわるすべての人にエールを送る．

序章　鍼灸(師)が変わる―我々はどこから来たのか，我々は何者か，我々はどこへ行くのか

　鍼灸医学の発祥の地は，古代中国です．およそ三千年前，鍼は中国の南部，灸は北部に興り，わが国には 562 年，僧知聡によりもたらされました．爾来，1460 年間，鍼灸医学は廃れることなく伝承され，今にあります．鍼灸医学は日本，中国，韓国をはじめとする東アジアの国々の伝統医学として盛んですが，今やその地域を超えて世界約 180 か国の医療現場で行われています．

◆世界に広がる鍼灸 ───────────────────── ◇ ◇ ◇

　世界の国には，それぞれ固有の伝統医学があり，その内容は多様です．あまたある伝統医学の中で世界中に広まった伝統医学は，鍼灸医学のみです．なぜ，鍼灸医学が世界中で広く用いられるようになったのかと言えば，鍼灸医学固有の特性によるものと考えています．

　鍼灸医学は，非薬物療法として診察から治療，評価まで体系化（四診，臓腑-経絡経穴系など）された伝統医療です．その特性をなす主な要素は，①自然治癒力による多様な効果（鎮痛効果，筋緊張緩和効果，生体防御効果，循環改善効果，リラックス効果，自律神経機能調整効果，抗炎症効果，再生促進効果），②治療用具は鍼と艾のみ，③治療用具は安く，入手しやすい，④必要な設備はベッドと治療用具のみ，⑤比較的経費が安い，⑥他の療法と併用しやすい，⑦様々な医療目的（予防・健康維持増進，未病治，治療，ケアなど）に利用できる多機能性，⑧安全性が高いなどです．

　このような特性をもった伝統医学ですから，各国の実情に合わせて導入することが容易であったことが，世界中に普及し，広がったものと思われます．その受容の仕方は様々で，医学（中医学，韓医学）として，医療として，医業類似行為として行われています．なお本書では，文脈により鍼灸医学，鍼灸医療，鍼灸の 3 つの表記を用いています．

　しかし，鍼灸医学固有の特性だけでは，鍼灸の面白さ，魅力を実感し，やりがい

があり，誇れる職業として取り組むには物足りないところがあります．どのような
取り組みが必要かは人により異なりますが，臨床効果が多様であること（精神的，
身体的，人間的など），臨床面で多くのことが創意工夫できること，診療面で新し
い発見があること，新しいものの見方や捉え方（paradigm）を提唱できる可能性
があることなどが考えられます．

　鍼灸医学は，伝統としてすでに完成された医学であることから，創意工夫し，再
創造することは不可能と捉えられがちですが，決してそうではありません．今も
様々な創意工夫が行われ，新しい知見や手法が発表されています．

　鍼灸医学の基礎理論の多くは『黄帝内経』や『難経』などの古医書に拠っていま
す．古医書の捉え方についてはいろいろな見解がありますが，著者は『黄帝内経』
などの古医書はコンクリートのようにガチガチに固まったものではなく，柔軟な思
考で記述されていると捉えています．

　鍼灸医学を陰陽論，五行論といった古代中国の自然哲学により理論化された非科
学的，思弁的な医学であるといった認識やイメージを抱いている人が多いようです
が，決してそうではありません．そもそも伝統は時代とともに変わり，進化していく
もので，柔軟性をもち，変化するダイナミズムを内包しているからこそ伝統です．

　鍼灸医学が非科学的と批判される理由のひとつが，陰陽論，五行論といった古臭
い自然哲学を基盤とした医学ということですが，陰陽論，五行論は自然の多様性と
循環性を捉えるための思考法で，それらの原理は現代の科学文明の発展に大きく寄
与した優れた思考です．陰陽論は，常に変転する複雑な事象を捉える分類原理とし
てのパターン認識であり，それはやがて二進法としてコンピュータの原理に用いら
れます．生体においては陰陽の平衡や消長は動的平衡やバイオリズムに繋がる視点
です．五行論の相生・相剋は，制御理論（フィードバック制御，フィードフォワー
ド制御）の先駆けです．また荒唐無稽と指摘されることもある臓腑-経絡経穴系に
ついても，神経系・脈管系と異なる第三の生体のエネルギーと情報の伝達系として
捉えることができます．

　このように陰陽論，五行論，臓腑-経絡経穴系は，決して古いものではなく，最
先端の理論や観点の先駆けとなるものであり，今後の科学の発展のヒントに繋がる
ものです．それだけ鍼灸医学は，創造性を刺激する多くの観点，視点を内包してい

ます.

◆鍼灸の科学的思考：実用主義的思考・技術的思考　　◇　◇　◇

　こうした特色は，古代中国の科学的思考によるものと指摘されています．西洋の科学は，要素分析的還元主義によるものですが，東洋のそれは自然の複雑性を分析せずに，そのまま捉えようとします．しかも，自然と人との関係をエコロジーの観点から把握し，より良く生きる思考として実用主義的思考と技術的思考を重視しました．そのような科学的思考によって創り上げられたのが鍼灸医学です．当然ながら実用性，有用性を高めるためには，様々な理論や技術を取り入れる柔軟性が必要です．鍼灸医学はそのような柔軟性を内包しており，今もその思考は変わることはなく，現代にあっては，現代西洋医学の理論や科学的技術をも取り込み，新しい手法を開発しています．

　こうしたことは，前述したように異質な事ではなく，もともと保有する柔軟性の思考によるものです．その具体例が，古刺（五刺・九刺・十二刺）であり，阿是穴，奇穴，耳穴などです．これらの多くは，臓腑-経絡経穴系に捉われず，臨床を重ねていく過程で「効く」という実用的価値から選択された治療点です．そうした臨床経験から導かれた刺鍼法や治療穴は，現代の科学的知見から説明できるものもあれば，できないものもあります．

　鍼灸医学のこうしたダイナミズムは，関連する科学により明らかにされつつあります．最近の皮膚科学では，皮膚は第三の脳であるとの指摘が傳田光洋氏によって提唱されています．表皮には多様な受容体があり，様々な生理活性物質を産生していることが明らかにされています．外界と接している皮膚は単なるバリアではなく，様々な情報を受容する装置でもあります．この装置で受容した外界の様々な情報を体内に伝達し，多重制御系を介してホメオスタシス機能を維持・調節し，生体機能の安定化を図っています．皮膚が脳であるとする科学的根拠です．

　脳に機能局在の地図（ブロードマンの脳地図）があるように，皮膚が脳であると捉えると体表にも機能局在の地図があると考えることは決して荒唐無稽なことではありません．そう考えると経絡経穴系は，皮膚における機能局在のモデルとみなすこともできます．さらに言えば経絡経穴系統以外の特異な領域や反応帯，例えば

平田氏十二反応帯のようなものが存在するかも知れません．

　鍼灸医療の手法は，身体に鍼や灸を行う療法ですから，体表のどの部位にでも行うことができます．ただし何らかの実用的な効果（価値）がなければ意味がありません．その意味ある特異な点が長年の臨床経験により取捨選択され，特異点の関係性が結び付けられ，生体の情報とエネルギーを伝達するシステムとして整理されたのが臓腑-経絡経穴系と考えられます．現在は経脈に所属する経穴361穴と奇穴32穴が中心となっていますが，その他の経外奇穴や耳穴などを合わせるとおよそ1,000穴程度であり，まだまだ多くの特異点があるかもしれません．

　このように体表は未開であり，未知です．鍼灸医学は体表医学であることから，ここに創意工夫，新しい発見の余地があり，新しい療法や理論を創造することができます．鍼灸師として皮膚に分け入ってみる楽しみがあります．

　加えてツボを刺激する刺激源（種類）は多様です．機械的刺激（触刺激，圧迫刺激，刺鍼による微小組織破壊など），温熱的刺激（冷刺激から高温による侵害刺激や熱傷刺激など），電気刺激（低頻度から高頻度刺激など），振動刺激，超音波刺激，近赤外線刺激，マイクロ波刺激，光刺激（可視光線，レーザ光など），磁気刺激，色刺激，化学物質による刺激などです．体表に多様な受容体があり，さまざまな刺激を受容し，反応することから，新しい刺激源を用いた療法の開発も夢ではありません．ケラチノサイトに可視光線，匂い，音などの受容体の発現も確認されていることから考えて，これまでの常識を超えた自然の刺激源を利用した新しい療法が開発されるかもしれません．

◆鍼灸の魅力　　　　　　　　　　　　　　　　　◇　◇　◇

　このような可能性にあふれた鍼灸医療は，とてもやりがいのある魅力的な職業と言えましょう．しかし，鍼灸医療をやりがいのある職業として実感するには，確かな臨床力が求められ，たゆまない研鑽が必要です．

　臨床力とは，診察，治療などの診療に関する力だけではなく，それらを含めた患者への対応力であり，その指標のひとつが患者満足度（医療満足度）です．患者満足度を高める主要な要因は鍼灸師の人格とコミュニケーション力と指摘されていることから，鍼灸師そのものと言うことになります．

　鍼灸師は市井において施術所を開業し，その町に住む人々の生活圏の中で臨床活動を行い，生活者とともに保健医療活動を行うことができます．そのような保健医療活動は，家庭医療学のさきがけのように思えます．家庭医療の専門は，「あなたを診る」です．腰痛患者を整形外科で診るように専門診療科別に診ることではありません．日頃から病気予防や健康維持・増進などについても相談し，家族とも連携しながら保健医療活動を行う医療が家庭医療です．鍼灸師は，古くから地域社会の中で施術所を開設し，そこに住む人々の保健を担ってきました．その保健医療活動は，家庭医療の原型とも言えるものです．

　しかしながらわが国の医療システムは，診療科別です．諸外国（カナダ，オーストラリア，ニュージランドなど）ではプライマリ・ケアとして家庭医療（family medicine）を専門とする家庭医師（family doctor）によるケアシステムを実践しています．つまりプライマリ・ケアを基盤とし，二次医療，三次医療を構築するシステムです．

　近年，徐々にわが国においても家庭医療を専門とする家庭医師が養成されるようになりました．これまでは診療所や病院が医療活動の場でしたが，人口構造や社会構造の変容により疾病構造が大きく変わったことから，保健医療活動の場も生活者が暮らす地域へと変わろうとしています．このようなことから，21世紀は病院の世紀の終焉とも指摘されています．鍼灸医療は生活者が住む町の中で住民とともに保健医療活動を行い，Healthy city を築くことに貢献できます．その職業こそが鍼灸です．

◆ Change こそ Chance

　時代は大きく変わろうとしています．それは人口構造であったり，疾病構造であったりします．また科学技術も同様です．それに伴って産業構造や社会構造も変わろうとしています．人々の暮らしやコミュニティ，人間関係，さらには価値観も変わろうとしています．そして人間が棲む地球の生態系も変わろうとしています．

　このように様々なものが変わりつつあるなかで，当然，医療も変わらなければなりません．この変化の目まぐるしい時代の潮流を見据え，鍼灸医学，そしてそれを担う鍼灸師も変わらなければなりません．

　変化する流行性の中にこそ不変があるという不易流行の精神こそが今の鍼灸界に求められていることではないでしょうか．大きく飛躍するために「Change こそが Chance」です．

　では変化するためには，何を知り，何をしなければならないのかです．それを「鍼灸（師）はどこから来たのか，鍼灸（師）は何者か，鍼灸（師）はどこへ行くのか」の文脈から捉えて構成したのが本書の内容です．前述の言葉は，画家のポール・ゴーギャンの「我々はどこから来たのか，我々は何者か，我々はどこへ行くのか」という絵画の題名を借用したものです．ゴーギャンのこの言葉は，死生観を表したものとされていますが，上掲の言葉は，鍼灸（師）が未来に向けて持続的に発展するための視点を示そうとしたものです．鍼灸（師）の歴史的変遷を踏まえ，医療制度における鍼灸（師）の位置づけを見つめ，21世紀の医療における役割を知ることの必要性を示そうとしたものです．

　そのことを本書では，4つの章で述べています．その内容は，多少重複しているところがありますが，それらは相互に関係していますので，一つのストーリーとして捉えていただければ幸いです．4つの章の内容の多くは，鍼灸師養成教育では扱われていません．21世紀に活躍する鍼灸（師）が，専門職としての誇りをもって鍼灸医療に取り組むために必要と思われる内容です．

第1章　時代が必要とする，時代から必要とされる医療

第1節　疾病構造と医療　　　　　　　◇　◇　◇

　　IT社会やAIによるsociety5.0による超スマート社会は，一人ひとりが快適で活躍できる社会の到来と謳われていますが，むしろ急速な社会構造の変化により，ストレス病や心の病などの人間そのものが病む病態や疾患が増えてくることが懸念されます．これに超高齢社会の進展により高齢疾患の増加が加わり，これまでとは異なる疾病構造を呈すことになります．このように社会の変容に応じて疾病構造が変わることから医療のかたちも変わることが求められます．その医療とは，予防医学，未病医学を基盤とした医療です．ということは，「養生」「未病治」を重視する鍼灸医療は時代の要請に応えられる医療ということになります．

1．文明と疾病構造の変遷
1）疾病構造の変遷

　医療のかたちは，疾病構造によって異なります．かつては消化器系や呼吸器系の急性感染症が疾病構造の中心でした．しかし，近年は生活習慣病や高齢者疾患などの慢性疾患が疾病構造の中心をなしています．

　このように時代とともに疾病構造は変化します．イギリスの疫学研究者は，**図1-1**に示すように，疾病構造は文明の進捗と密接に関係するという仮説を提唱しました．

　第一段階は，消化器系感染症の時代で，ペストやコレラ，赤痢などの急性消化器系感染症が蔓延しました．これらは，医学の力というよりは，トイレ，上下水道など公衆衛生に関する社会的インフラが整備されることによって消退しました．

　第二段階は，急性呼吸器系感染症の時代で，結核や肺炎などの急性呼吸器系感染症が蔓延しました．この頃は産業革命の時代で，劣悪な労働環境のもとに多くの労働者が結核に感染し，死亡しました．「死の病」と恐れられた結核でしたが，**図**

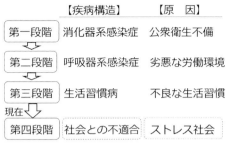

図 1-1　文明と疾病構造の変遷

文明の進捗にともなって疾病構造は変わるという．この図は，イギリスの疫学者の仮説を村上陽一郎が紹介したものを参考に作図したものである．第一段階，第二段階の消化器系，呼吸器系の急性感染症の段階を経て，現在は第三段階の生活習慣病の時代である．そして次は，社会との不適合による疾病が疾病構造の中心になると予測されている．つまり人と人，人と社会との不適合に起因して発症するストレス病や心の病である．この仮説に従えば，日本の疾病構造は第三段階から第四段階へと移行しつつある．言い換えれば"人そのものが病む"時代に移行しつつある．

（村上陽一郎：新しい医師・患者関係，日本医学会100周年記念シンポジウム記録集より作図，2002.）

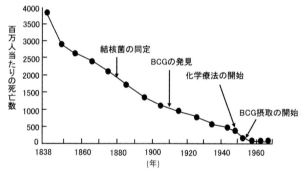

図 1-2　イングランド・ウェールズにおける結核死亡数の推移と化学療法との関係

結核による死亡数が減少する過程で結核菌が発見され，BCGの発見や化学療法の確立により，死亡数は急激に減少した．医学的な介入以前の結核患者の減少は，公衆衛生などの社会医学的な対応によるものであった．（佐藤純一：近代医学と近代社会と感染症．短期集中研究講座報告―ウイルスと現代社会①，NEWS 81号，地域アソシエーション研究所，2010）

1-2に示すように，労働環境等の改善により死亡数は減少していきました．その過程で結核菌が発見され，BCG（結核ワクチン）の発見や化学療法が確立され，結核患者は急速に減少しました．このことからも生活水準や労働環境の改善（労働時間の短縮，栄養のある食事，清潔な住居等）により死亡率は減少することがわかり

ました．すなわち，働く人の生活水準や労働環境の改善などの社会医学的な対応により「死の病」と恐れられた結核を克服することができたことを示します．そして，それを助長したのが医学の力（BCG，化学療法など）でした．

　第三段階は，生活習慣病の時代で，現在がそれにあたります．公衆衛生思想の普及と社会的インフラの整備，そして西洋医学の力により急性感染症が消退するのと入れ替わるようにして増加したのが生活習慣病です．

　生活習慣病は，遺伝的要因に不良な生活習慣（食習慣，運動習慣，休養，喫煙，飲酒，生活リズム等）やストレス，加齢が加わって発症する疾病です．代表的な疾患は，肥満症，糖尿病，高血圧症，脂質異常症，高尿酸血症，大腸癌，肺扁平上皮癌，慢性気管支炎，肺気腫，アルコール性肝障害，歯周病などです．なかでも肥満症，高血圧症，脂質異常症，糖尿病は患者数が多く，しかもこれらの疾患は動脈硬化症を併発し，悪化させます．動脈硬化症は，脳血管障害（脳梗塞，脳出血等）や虚血性心疾患（狭心症，心筋梗塞），さらには認知症等を発症させます．

　生活習慣病の病因は，上述したように急性感染症のそれとまったく異なります．生活習慣病を文明病（ドイツ），裕福病（スウェーデン）と呼ぶように，個人の生活習慣が発症要因として深く関与しています．このことは逆説的に言えば，良好な生活習慣を身に付けることで生活習慣病を予防することができるということです．また，生活習慣病の多くは，いきなり疾病になるのではなく，中間段階（未病）を経て緩やかに悪化します．中間段階で良好な生活習慣と非薬物的な保存治療（運動療法，食事療法，薬物療法等）を積極的に行うことにより，健康を取り戻すことができます．つまり生活習慣病は，予防と未病治が可能な疾病です．

　第四段階は，社会との不適合による疾病の時代です．社会との不適合による疾病とは，「心の病」に代表されるように各種のストレスに起因する病です．**図1-3**に示すようにわが国の平成29年度のうつ病を含めた気分障害の外来患者は約125万人，神経症性障害・ストレス関連障害及び身体表現性障害の外来患者は約83万人に達し，さらに増加傾向にあります．

2) 社会との不適合による心の病

　なぜ，「心の病」が増加するのか，その要因として考えられることは，人口構造の変容に伴う世帯構成の変化（夫婦のみの世帯，一人暮らしの世帯，一人親と子ど

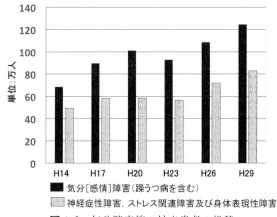

図 1-3　気分障害等の外来患者の推移

うつ病を含めた気分障害および神経症性障害・ストレス関連障害及び身体表現性障害の外来患者は年々増加し，平成 29 年度では前者は約 125 万人に，後者は約 83 万人に達し，今後，さらに増加することが予測される．（厚生労働省の精神疾患を有する外来患者数の推移（疾患別内訳）より作成）

もからなる世帯が増加），生産労働者人口の減少，少子化，そして IT や AI による第四次産業の進展などがあります．社会が変わる中で，人間関係の希薄化・短命化，価値観の多様化などによるストレスから，人そのものが病む時代へ移行しつつあります．

3）超高齢社会と疾病構造

　現在，わが国は超高齢社会です．総人口に占める高齢者数の割合を高齢化率といい，高齢化率が 7％以上〜14％未満の社会を高齢化社会，高齢化率が 14％以上〜21％未満の社会を高齢社会，高齢化率が 21％以上の社会が超高齢社会です．

　日本は 1970 年に高齢化社会に，1994 年に高齢社会になりました．そしてわずか 13 年後，2007 年には超高齢社会に突入しました．このように日本は世界の中で最も速いスピードで高齢化率が上昇し，超高齢社会になりました．

　今後も高齢化率は増加傾向にあり，2030 年には約 30％，2060 年には約 40％になると予測されています．このように日本は世界の中で最も高齢化率の高い長寿国であり，日本の高齢者対策に世界の関心が集まっています．

　一方，図 1-4 の上段に示すように合計特殊出生率［ある期間（1 年間）の出生状

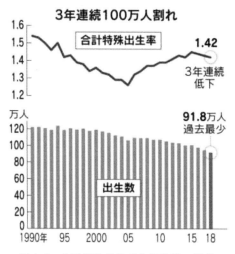

図 1-4　合計特殊出生率と出生数の推移

図の上段が合計特殊出生率，下段が出生数を示す．2018 年の合計特殊出生率は 1.42，出生数は 91 万 8397 人で過去，最低であった．（日本経済新聞，2019 年 6 月 7 日より）

況に着目したもので，その年における各年齢（15〜49 歳）の女性の出生率を合計したもの］は 3 年連続して低下し，2018 年には 1.42（2020 年は 1.34）になりました．また出生数（子どもの数）は，1949 年 269 万人であったものが，2018 年には 91 万 8397 人（2020 年は 84 万 832 人）と過去，最低を更新しました．

　高齢化率は上昇し，合計特殊出生率は低下する少子高齢化が確実に進んでいます．このような人口構造の変容は，疾病構造にも影響を及ぼします．当然ながら高齢化率の増加に伴い，高齢者疾患が増えています．

　高齢者疾患は，その病態の根底に老化があり，治癒することはありません．したがって，病をかかえながらも日々の生活を楽しめるような「長寿化」の実現が求められます．その「長寿化」とは，健康寿命を延伸することによる長寿化です．すなわち高齢者の QOL の維持・向上を図ることであり，そのためには日常生活において自立維持・改善を図ることが医療の目的になります．

　今，医療的に問題になっているのは，フレイル，ロコモティブ・シンドローム，認知症の増加です．こうした病態や疾患が増加すれば，要支援・要介護を必要とする高齢者は増えます．それだけに高齢者に対し，日常生活における自立維持・改善を図ることは，極めて大きな医療的，社会的課題です．

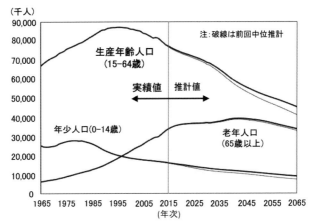

図 1-5　年齢3区分別人口の推移

生産年齢人口は増加を続け，1995年にピーク（8726万人に到達）を迎えたが，それ以降は減少を続け，2015年には7728万人となった．なお，生産年齢人口の推移は，図中の年少人口（0-14歳）の減少と連動していることがわかる．それらとは逆に高齢者人口（65歳以上）は増加傾向であるが，やがて減少に転ずる．ただし総人口が減少することから，高齢化率は相対的に上昇する．（国立社会保障・人口問題研究所「日本の将来推計人口（平成29年推計）」より）

　一方の少子化の進展により，生産年齢人口（15歳から65歳未満の人口）の減少が深刻化します．日本の生産年齢人口は，2029年に7000万人，2040年に6000万人，2056年に5000万人を下回り，2065年には4529万人となると予測されています（図1-5）．

　生産年齢人口の減少は，国の経済力に大きな影響を及ぼし，産業構造の転換を迫ります．すでにITやAIを主とした情報産業が注目されていますが，こうした産業構造の転換は人間関係の希薄化など人間社会の在り方に変容を迫るものであり，強いストレス社会を招くのではないかと懸念されます．

4）高齢者区分の見直し

　医療システムを支える保険制度において国民医療費・介護給付費は，年々増大しています．国民医療費は令和元年度で約43.6兆円，介護給付費は約10兆円，合計約53兆円弱に達しました．今後，さらに膨らむことが予測され，このままでは社会保障制度そのものが破綻をきたします．

表 1-1　高齢者区分（日本老年学会・日本老年医学会，2017）

65〜74 歳	准高齢者	准高齢期	pre-old
75〜89 歳	高齢者	高齢期	old
90 歳以上	超高齢者	超高齢期	oldest-old, super-old

　そうしたことからも高齢者区分の再定義が行われようとしています．日本老年学会・日本老年医学会からの提言（2017 年）は**表 1-1** の通りです．

　提案では 75 歳以上を高齢者とします．その根拠として高齢者は 10 年〜20 年前と比較して加齢に伴う身体的機能変化の出現が 5 年〜10 年遅延している，つまり「若返り」現象がみられるという．また内閣府の調査でも 70 歳以上，あるいは 75 歳以上を高齢者と考える意見が多いことが明らかにされました．

　さらに健康寿命の観点から言えば，平均寿命の延びに比して健康寿命の延びはやや大きくなっています．平均寿命と健康寿命を 2010 年と 2016 年で比較すると，平均寿命では，男性は 79.64 歳から 80.98 歳に 1.31 年延長し，女性は 86.39 歳から 87.14 歳に 0.75 年延長しています．一方の健康寿命は，男性は 70.42 年から 72.14 年に 1.72 年延長し，女性は 73.62 年から 74.79 年に 1.17 年延長しています

　このように身体機能も健康寿命も延びていることを踏まえ，高齢者の区分を見直すことには一定の意義があります．　日本老年学会・日本老年医学会の見直しの意義として，

　(1)　従来の定義による高齢者を社会の支え手であり，モチベーションを持った存在と捉えなおすこと
　(2)　迫りつつある超高齢社会を明るく活力あるものにすること
　(3)　明るく生産的な健康長寿社会を構築するという，国民の願いの実現に貢献できること

を挙げています．

　このように高齢者の身体機能の若返り，健康寿命の延伸と徐々に良い方向に向かっていることから，この良い状態をさらに高めることが医療の重要な課題です．特に未病治を最高の医療行動目標として掲げる鍼灸医療にとって，最も重要な課題です．

2. これからの疾病構造に対する鍼灸医療の役割—未病治の重要性
1)「治りにくい病」,「治らない病」が増える

　疾病構造は，時代とともに変化します．現在は第三段階の生活習慣病の時代ですが，徐々に第四段階の疾病構造へ移行しつつあります．

　第四段階は，社会との不適合による疾病，すなわち「心の病」をはじめ各種のストレス病が，疾病構造の中心になります．これに超高齢社会の進展により高齢者疾患が加わります．

　「心の病」や各種のストレス病，高齢者疾患は，感染症のように病因を特定することは困難です．それだけにこれらの疾病は，「治りにくい病」といった特性を有しています．高齢者疾患においては，老化が起因ですから「治らない病」と言えましょう．

　こうした「治りにくい病」「治らない病」が，これからは増えていきます．

2) 未病と未病治

　「治りにくい病」「治らない病」である「心の病」をはじめ各種のストレス病や高齢者疾患のいずれにも未病の段階があります．心の病の代表であるうつ病の場合も“うつ状態”という“未病うつ”の時期があります．また多くの高齢者疾患もフレイル（虚弱）の時期があります．しかし，未病の状態を放置しておくと，疾病へと進展します．したがって，未病の段階で適切な医療を介入させることによって，健康を回復し，自立した生活を取り戻すことができます．

　「未病」には，図1-6に示すように2つの未病があります．『黄帝内経』では，健

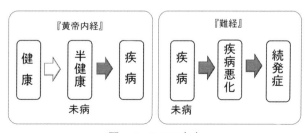

図1-6　2つの未病
『黄帝内経』では健康と疾病の中間段階を未病と捉え，『難経』では原疾患を未病と捉える．

康と疾病の中間段階を未病とし，この段階で適切に対応することによって疾病に進展しないように未然に防ぐことが未病治です．『難経』では，疾患が悪化すると続発症を発症させることから，原疾患の治療を適切に行うことにより続発症を発症しないようにすることが未病治です．

　2つの未病について，2型糖尿病を例として説明します．『黄帝内経』の未病では，インスリン抵抗性の段階です．この状態を放置しておくと糖尿病になってしまいますので，未病治として運動や食事療法を行い，インスリン抵抗性を改善させます．『難経』の未病は糖尿病そのものであり，この治療をしっかりとしないと網膜症，腎症，神経障害といった合併症（合併症と呼んでいるが，本来は続発症）を併発しますので，未病治として糖尿病の治療をしっかりとすることです．

　未病治の重要性については，鍼灸医学の古医書に次のように記されています．『黄帝内経素問』四気調神大論には「聖人不治已病，治未病」（聖人は已に病みたるを治さず，未だ病まざるを治す．)」と，『黄帝内経霊枢』順逆篇には「上工治未病，不治已病.」（上工は未だ病まざるを治し，已に病みたるは治さず．」と，『難経』七十七難には「上工は未病を治す．中工は已病を治す」（上工は未だ病まざるを治し，中工はすでに病みたるを治す．）と記されています．

　このように鍼灸医療では，未病治は聖人，上工がなしうることとし，医療の最高行動目標としています．これまでの医学・医療は，疾病の治療が中心でした．しかし人口構造や疾病構造の変容，医療費を含めた社会保障費の高騰などの要因により，疾病予防，健康維持増進，未病治への関心が高まっています．まさに鍼灸医療の時代の到来です．しかも鍼灸医療は，自然治癒力の賦活を治療原理とする非薬物療法であることから，未病治を展開するのに優れた医療資源です．

第2節　時代が必要とする，時代から必要とされる医療と鍼灸医療

　　　現在の医療システムを医療社会学的に捉えると多元的医療システムです．現代西洋医学，漢方，鍼灸，柔道整復，温泉療法，手技療法などの多様な医療が展開されています．それだけ人々が病気の際にとる思考や行動の様式は多様であり，近年ではそれらを統合した統合医療が展開されています．その底流として医療保障から健康保障への転換の必要性が指摘さ

れ，そのためには「医療モデル」から「社会モデル」による医療が求められています．すなわち予防医学，未病医学の重要性の再認識です．そのような観点から，「養生」「未病治」を最高の医療行動目標とする鍼灸医療が本来の医療として活動し，時代の要望に応えることが必要であり重要です．

1. 一元的医療システムから多元的医療システムへの移行

　現在，わが国の医療システムは，現代西洋医学による一元的医療システムです．一元的医療システムとは，現代西洋医学理論を基盤とし，医師，看護師，理学療法士，作業療法士，臨床検査技師，放射線技師などの医療職によって構成される医療システムです．そこには伝統医療や他の医療は含まれず，現代西洋医学の医療職のみです．

　しかし，医療の現状をみると，**図 1-7** に示すように漢方医学や鍼灸療法など，多様な医療が存在しています．この状態を医療社会学では多元的医療システムといいます．

　多元的医療システムとは，現代西洋医学のほかに漢方医学や鍼灸療法，柔道整復術，カイロプラクティック（脊椎矯正手技療法），アロマセラピー（芳香療法），ホメオパシー（同種療法）などの複数の医療様式による医療システムを指し，多様な医療職種が関与します．

　では，なぜに多元的な医療を必要とするのでしょうか．それは，人が病気になった時，人工的に合成された薬物よりは草根木皮を用いた生薬（漢方薬）の方が体に

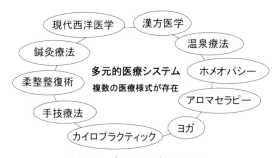

図 1-7　多元的医療システム
人びとが病気の際にとる思考様式・行動様式を支えている医療の多様な有様をいう．これらを支えている多様な考え方，信条，技術は競合したり，排斥したり，補完しあったりして共存している．（村岡　潔：民間医療のアナトミー，文化現象としての癒し，より作図）

優しく安心して服用できる，あるいは自然治癒力を治療原理とする鍼灸療法が自分の体にあっているというように，人は各自の経験，価値観や思考に基づいて医療を求めるからであり，その要望に応える医療が必要とされるためです．こうした理由から一元的医療システムから多元的医療システムへと移行したものと思われます．

2.「医療保障」から「健康保障」への転換
1) 特定病因論の有効性と限界

　上述したように，現代西洋医学の一元的医療のみでは，多様な患者のニーズに応えることができないといった要因があります．かつての急性感染症が疾病構造の中心であった時代では，原因である病原微生物を抗生物質などで治療するか，ワクチンで予防するかによって高い効果をあげることができました．このように原因が特定できる疾病には，特定病因論を基盤とする現代西洋医学は極めて効果的です．

　今もインフルエンザが猛威を振るっていますが，現代西洋医学はいかんなく威力を発揮し，感染症の恐怖から人々を救ってきました．そして2019年に新型ウイルス感染症（COVID-19）によるパンデミックが発生しましたが，COVID-19に対してもワクチン開発（mRNA型ワクチン）および治療薬の開発が進められています．しかし，近年，その考えは万全ではなくなってきました．その象徴が耐性菌の出現です[注1]．つまり特定された病因をやっつければ問題は解決されるとは限らないということです．

　一方，現代においては人々のライフスタイルや生活習慣が大きく変わり，しかも超高齢社会を迎えた現在，圧倒的に多い疾病は，生活習慣病（本態性高血圧症，2型糖尿病など），ストレスによる心身症や心の病（うつ病など），高齢者疾患です．

　例えば生活習慣病の多くは，感染症のように単一の原因を特定することが困難です．遺伝的素因に加えて，生活習慣等の複数の要因が絡み合って発病するからです．また多くの生活習慣病は，一端発病すると対症療法による治療が中心となり，病を抱えながら生活を送ることになります．また，心の病は，その人の生き方や価値観，対人関係，職場環境などの心理社会的要因が強く関与するだけに個人に即した診療が必要です．つまりオーダーメイド医療，テーラーメイド医療が必要です．

　高齢者疾患は老化を起因としているだけに治癒は困難であることから，自立した生活が送れるように支援すること，すなわちQOL（生活の質）の向上を図ること

が重要になります．治療よりもケアが必要です．

（注1）抗菌薬は有力な治療薬でしたが，薬剤耐性をつくりました．その機序として身体
に有益な細菌までも抗生剤により死滅させるために元々耐性を持っていた少量の菌が増え
るためであると説明されています．

2）「治す医療」から「予防・未病治及びケアの医療」への転換

　時代とともに疾病構造は変わります．疾病構造が変われば，それに合った医療が
必要です．これまでは治す医療（治療医学）が中心でしたが，疾病構造の変容によ
り，生活習慣病やストレス病，心の病，高齢者疾患などの“治りにくい，治らない
疾病や病態”が増えてきました．こうした疾病構造に対しては，「治す医療」から
「予防・未病治及びケアの医療」に転換を図ることが必要です．

　生活習慣病は疾病状態に陥ると治癒困難になり，症状の改善と悪化を防ぐために
対症療法が行われますが，予防および未病治が可能な疾病です．予防法は良好な生
活習慣を励行することで，食習慣，運動習慣，ライフスタイル，そしてストレスを
溜めないことがポイントです．

　未病治については，例をあげて説明しましょう．2型糖尿病はいきなり糖尿病に
なるわけではなく，高インスリン血症を呈する境界型糖尿病の期間があります．こ
の時期が未病で，食事療法と運動療法をしっかり行うことで正常な状態に回復させ
ることができます．本態性高血圧症の場合も高値血圧の時期に適度な運動と減塩，
節酒などによる食事療法で改善します．さらに心の病においても早期にストレス状
態の改善や認知療法・認知行動療法などにより，本格的な精神疾患への進展を防ぐ
ことが可能です．

　高齢者疾患は，生活習慣病と異なり，老化が原因ですから治すことはできませ
ん．ただし，フレイルやロコモティブ・シンドロームなどに対して早期にケアを講
じれば，自立した生活を維持することが可能です．さらにアルツハイマー型認知症
においてもその前段階である軽度認知機能障害（MCI：Mild Cognitive Impairm-
ent）の時期に適切な介入（人との交流など）により認知症への進展を抑えること
が可能であるとの報告があります．

　このように「予防・未病治及びケア」の視点がより重視されるようになってきま

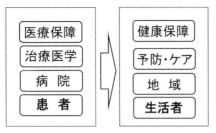

図1-8　医療保障から健康保障へ

これからは医療保障から健康保障へ転換することが重要である．現在の「治療医学・病院・患者」という文脈を「予防・ケアと地域・生活者」という文脈への転換を図ることである．

した．そうした動きの背景として，少子超高齢社会における医療費，介護保険費，年金などを含めた社会保障費の増大といった社会的な問題が関与しています．これまでの「治療医学」中心の医療システムでは膨らむ社会保障費を抑制することが困難なことから「健康日本21」の施策が立てられました．また2035年を見据えた保健医療政策のビジョンとして日本を「健康先進国」にすることが提案されました．

　遜思貌『千金方』巻一「診候」に「上医医国，中医医人，下医医病」（上医は国を医（癒）し，中医は人を癒し，下医は病を癒す）の記述があります．今，求められていることは上医としての日本の国を癒す医療システムの構築です．その理念を示したのが図1-8です．これからは，医療保障から健康保障へ転換することが重要です．つまり「治療医学・病院・患者」という文脈から「予防（未病治含む）とケア・地域・生活者」という文脈による医療システムへの転換です．

3. 「未病を治す」鍼灸医療の必要性

　図1-9に示すように，これからは予防，健康維持・増進，未病治，そしてケアを主体とした医療システムが必要です．それには，非薬物的にオーダーメイドの医療を提供できる医療が必要となります．それが，鍼灸医療です．

　古代中国に発祥した鍼灸医学は，最高の医療行動目標を「未病を治す（未病治）」としました．古医書には「聖人は已病を治さず，未病を治す」（『黄帝内経素問』四気調神大論），「上工は未病を治し，已病を治さず」（『黄帝内経霊枢』逆順篇），「上医は未病之病を医し，中医は欲病之病を医し，下医は已病之病を医す．」（孫思邈『千金方』）と記されています．

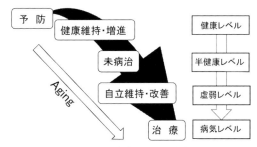

図 1-9　予防とケアの医療へ

鍼灸医療は，図に示すように健康維持・増進，未病治を最高の医療行動目標としている．しかも鍼と灸という単純な用具を用い，自然治癒力を治療原理とする身体に優しい医療である．これからの社会が必要とする，社会から必要とされる医療は，鍼灸医療が目指す健康維持・増進，未病治の医療ではなかろうか．

　鍼灸医学は，古代中国の伝統医学として 562 年，僧智聡によって日本に伝えられました．奈良時代から江戸時代に至る長い間，鍼灸医学は漢方医学とともに日本の正統医学として国民の保健を担ってきました．

　しかし，明治時代になると富国強兵の政策のもと，日本の伝統医学であった漢方医学と鍼灸医学を廃止し，それに代えて西洋医学（ドイツ医学）を日本の正統医学としました．その後，鍼灸は視覚障害者の生業として許されることになりましたが，その位置づけは医療制度の枠外に位置づけられました．残念ながら，その状況は今も続いています．

　しかし，時代とともに疾病構造は大きく変容し，それに伴い医療のかたちも変わりつつあります．それが一元的医療システムから多元的医療システムへの移行であり，さらに近年では統合医療へと向かいつつあります．

第3節　価値に基づく医療と鍼灸医療 — EBM と VBP —

　　　現在，患者中心の医療として科学的根拠に基づくことが強調され，EBM（科学的根拠に基づく医療）による医療が展開されています．しかし，EBM の重要な要素である患者の意向や価値観はあまり配慮されず，医学において正しいこと（科学的なエビデンス）が優先される傾向にあります．このことは EBM の理念とかけ離れることになり，この課題解決の

ために VBP（価値に基づく医療）が提唱されました.

　EBM の理念に基づく真の「患者中心の医療」を展開することは，鍼灸医療においても同様であり，VBP の観点を取り込んだ EBM による鍼灸医療を確立することです.

1. EBM とその問題点

　かつては臨床経験に基づいて医療が行われてきましたが，近年は（科学的）根拠に基づいた医療を行うこと，すなわち EBM（Evidence Based Medicine）が主流になっています.

　EBM とは，「現在，利用可能な最も信頼できる情報を踏まえて，目の前の患者に，患者の意向なども考慮して最善の治療を行うこと」とされています. すなわち EBM においては，図 1-10 に示すように①科学的根拠，②診療経験，③患者の意向（価値観を含む）の 3 つを総合的に考慮して医療を選択し，実践することとされています.

　EBM を実践するには，5 つのステップ［Step 1：疑問（問題）の定式化，Step 2：情報収集，Step 3：情報の批判的吟味，Step 4：情報の患者への適用，Step 5：Step 1〜Step 4 のフィードバック］を踏まなければなりません. しかし Step 4 の「情報の患者への適用」がうまく実践されていないとの指摘があります.

　Step 4 は，「エビデンスは，患者の病状と周囲を取り巻く環境，患者の好みと行

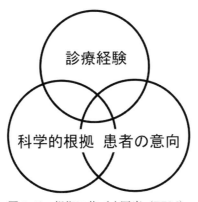

図 1-10　根拠に基づく医療（EBM）

（科学的）根拠に基づく医療（EBM）は，科学的根拠，診療経験，患者の意向（価値観も含む）を総合的に考慮して実践する医療である. しかし科学的根拠が強調されすぎて，患者の価値観や意向を尊重することが軽視されているとの指摘がある.

動，そして医療者の臨床経験と組み合わせることで，患者にとってベストな決断を行うもの」とされています．しかし，科学的根拠が強調されすぎて，患者の価値観や意向を尊重することが軽んじられているとの指摘があります．

　EBMは，本来，患者中心の医療を推進する上で，患者にとって質の高い医療を適切に選択し，提供することを目標とした医療です．しかし，医療の世界では医師を含め医療従事者と患者では，医療に関する情報は非対称です．そのため患者は医療従事者から科学的根拠に基づいた治療法の説明を受けても，どれが自分に合っているのかを判断することが困難です．そのため医療従事者が推奨する治療を信用して任せざるを得ません．

　本来であれば医療従事者側と患者側との間で生じる様々な価値の相違を調整して臨床上の意思を決定することになりますが，残念ながらEBMの実践においては具体的なプロセスが示されていません．また患者の対応（治療も含めて）をめぐって，医療従事者間でそれぞれの信念が対立することが往々にしてあります．それをどのように調整し，合意するかについても示されていません．

　そうしたことから，Step 4の「患者にとってベストな決断」を行うためにどうすればよいのかが求められようになってきました．それが「VBP：Value Based Practice」（価値に基づく医療）です．

2．VBPとVBM

　「価値に基づく医療」と訳されているものにVBPとVBMがあります．両者の目的は大きく異なります．

1）VBM（価値に基づく医療）

　VBMは，エビデンスの強さだけで評価するのではなく，「費用対効果」などのアウトカムのValue（価値）を重視しようとする医療です．VBMでは，益・不利益（医療上の副作用などの害，身体的・精神的な負担，医療費など）の各アウトカムの重要性と効果の大小，確実性を考慮しながら総合的に判断し，利益のアウトカムが不利益のアウトカムより大きければ，その治療法を推奨しようとします．すなわち，医療経済学的な観点をも組み込んだ医療です．

　EBMの有効性は，ランダム化比較試験（RCT：Randomized Controlled Trial）

により証明された医学的有効性（efficacy）を重視しますが，VBM の場合，それだけではなく費用対効果も含めた広範な有効性（effectiveness）を重視するところが特色です．

　一方の VBP は，患者に最善の利益をなすことを目的とする医療で，その基本はお互いに「合意できないことを合意」することであり，EBM の不備を補う医療です．つまり VBP は EBM を基盤とした医療であり，その点において VBM とは異なります．

2）VBP（価値に基づく医療）

　VBP は，上述したように患者に最善の利益をもたらすことを目的とする医療です．その基本は「お互いに合意できないことを合意する」ことを目指す医療です．患者にとって最善の医療を提供しようとする点において VBP は EBM と決して対立するものではなく，むしろお互いを補完するものです．

(1) 医療者と患者で異なる価値

　VBP において，臨床上の意思決定を行う上で大切にしなければならない価値として何を重視するのか．VBP では，次の2つが取りあげられています．

　1つ目が，患者と医療者との間で価値が異なる場合です．医学的に正しいことと患者が望むこととは必ずしも同じではありません（**図 1-11**）．ときに相反することがあります．その場合，これまでの「どちらの価値を優先させるか」「どちらを取るのか」という二項対立，二者択一的な設定では，どちらかと言えば医学的に正し

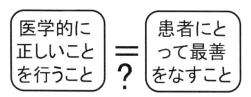

図 1-11　価値の一致と対立

これまで医学は価値の多様性をできる限り排除し，科学的価値の至上性を堅守して発展してきた．そうしたことから医師を含めた医療従事者にとって「医学的に正しいことを行うこと」と「患者にとって最善をなすこと」はほぼ同じ意味であり，同義であった．しかし果たしてそうなのか，「医学的に正しいこと」は誰にとって正しいことなのかが，問われるようになってきた．

いことを取る傾向にありました．

　しかし，医学的に正しいことであったとしても，患者が好まない場合もあります．そうしたことからもお互いの価値を理解したうえで対話を行い，両者が納得できる合意点（落としどころ）を見つけることが大切です．その場合，合意が妥協の産物にならないようにすることが重要です．このようにお互いの価値を尊重したうえで合意する医療を進めることがVBPです．

(2) 医療者間での信念対立

　2つ目が，医療者間で価値が異なる場合です．医師やコメディカルの医療者は，それぞれの価値に基づいて治療を推奨します．その場合，重要なことは誰の主張を優先するかということではなく，それぞれの医療者が推奨する治療の価値を尊重し，また患者の価値も考慮した最善の医療をどう提供できるかです．すなわち治療やケアにおけるそれぞれの信念の対立をどのように乗り越えるかであり，患者の価値をも考慮したうえで決定することが重要です．日本では，医師がチーム医療の中心になることから，医師の主張を優先しがちですが，医療チームとして患者にとって最善の医療を提供することを最優先することが大切です．

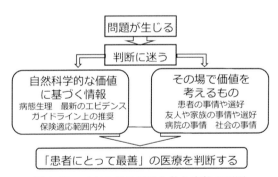

図 1-12　二本の足の原則と軋む車輪の原則

VBP を実践する上で最も重要なことは，二本の足の原則と軋む車輪の原則である．二本の足の原則とは，「科学的な価値に基づく情報」と「臨床のその場で価値を考えるもの」のことで，この二本の足は必ずしも一致するとは限らず，軋むことがある（軋む車輪の原則）．その場合は，両者の価値を尊重し，話し合いを通して「落としどころ」を合意し，「患者にとって最善」の医療を判断することが必要である．なお，軋む車輪の原則の意味は，患者の心理社会的側面や倫理的観点といった価値が強調され過ぎて，肝心な医学的側面の評価が十分になされていないことがあり，両者の間が軋むことを指摘したものである．
（尾崎誠司：医療の多様性と"価値に基づく医療"，日内学誌，103：2829-2834,2014．より作図）

　以上のことから VBP で最も重要なことは，**図 1-12** に示すように医学的な「正しさ」を優先させるのではなく，患者にとっての「有益さ」を重視するということであり，「この患者にとっての最善の選択は何か」という答えを探すことです．ここに VBP の核心があり，EBM の問題点を補うことができます．

3. 患者中心の医療

1) パターナリズムによる医療

　現在は，「患者中心の医療」が主流ですが，以前はパターナリズム（paternalism）による医療が主流でした．パターナリズムとは，親が子どものためによかれと思ってすることに由来した用語です．そのために父権主義とも呼ばれています．それは，強い立場にある者が弱い立場にある者の利益のためだとして，本人の意思は問わずに介入・干渉・支援することと説明されています．

　かつての医療は，直截に言えば，"医者にまかせろ"の世界でした．医師をはじめとする医療従事者は，専門的な立場から，まるで父親のように患者の診察・治療を一生懸命行い，患者を救うことを使命として診療を行ってきました．例えば，患者に正確な病名を知らせることは，ときに容態を悪くするとして病態を説明することなく治療を行ってきました．医聖と崇められたヒポクラテスも「医学の専門家の私が言う通りにしていれば，間違いないのだから，すべて私に任せて，養生に専念しなさい」と述べています．

　こうした「由らしむべし，知らしむべからず」の医療は，20世紀末まで行われてきました．「医は仁術」の言葉に象徴されるように，医師をはじめとする医療従事者は誠心誠意，患者に尽くすことを本分とし，そう振舞うことが医師をはじめとする医療従事者にとって当たり前のことでした．このように医療を提供する側と受ける側は，垂直の関係にあり，パターナリズムによる医療こそが，医療のあるべき姿として認識されてきました．しかし，パターナリズムによる医療には患者の意向や価値観を汲み上げる姿勢は見当たりません．そうした医療の在り方に異議を唱え，患者の意向や価値観を尊重すべきであると主張されるようになりました．

2) 患者中心の医療

　世界的な動きとして，アメリカ病院協会は，1972年に「患者の権利章典に関す

る宣言」を発表しました．そこには「患者は，思いやりのある［人格を］尊重した
ケアを受ける権利がある」と記され，患者の知る権利，患者情報の守秘義務，イン
フォームド・コンセント（informed consent），治療の拒否等の権利が確認されま
した．

　こうした動向を受けて世界医師会（WMA）総会は，1981 年にポルトガルのリ
スボンで「患者の権利に関するリスボン宣言」を採択し，「良質の医療を受ける権
利」「選択の自由の権利」「自己決定の権利」などの患者の権利を規定しました．

　日本でも日本弁護士連合会は 1992 年に「患者の権利の確立に関する宣言」を，
日本病院会は 1994 年に「『インフォームド・コンセント』について─病院の基本姿
勢─ご来院の皆様へ」を発表しました．

　こうした国内外の患者の権利に関する宣言により，患者の意向や価値観を尊重す
る気運が起こり，「患者中心の医療」が展開されるようになりました．

　一方において，臨床経験や勘を頼りにする医療から根拠に基づく医療（EBM）
が展開されるようになりました．つまり EBM の台頭です．EBM については図
1-10 で示したように，科学的根拠と診療経験，これに患者の意向（価値観も含む）
を組み入れることによって質の高い患者中心の医療を提供しようとするものです．
その意味で真の EBM は，患者の意向や価値観を尊重し，患者の人生に寄り添いな
がら患者（家族も含めて）と医療従事者との合意の上で治療方針を決定することこ
そが求められる医療の提供であったはずでした．

　しかしながら「患者中心の医療」の誤った対応による弊害も出てきました．弊害
の主要な要因は，端的に言えば患者の我ままです．患者の意向を尊重することと患
者の我ままをきくことは，まったく異なります．VBP で説明したように両者の合
意に基づいて治療方針を決定すべきですが，とかく患者の我ままな要求に流されて
しまうことがあります．

　こうした状況の発生要因の 1 つが，「治らない・治りにくい疾病」の増加で，病
気とともに人生を送らざるを得ない患者に向き合う機会が増えてきたということで
す．つまり医療従事者という立場を超えて一人の人間として向き合わざるを得なく
なり，ときに患者の我ままであっても患者の意向を受け止めてしまう，受け止めざ
るを得ないといったことによります．

　かつては医療従事者と患者との関係は，タテの関係でした．今は一人の人間対一

人の人間としてのヨコの関係です．そのとき，医療従事者は医学的な助言および医療現場における観察者としての経験を通して人生の助言を与えることができますが，医療従事者の価値観も一価値観にすぎず，「治らない・治りにくい疾病」を抱えた患者に対しては人間的なかかわりがより重要となります．そのような医療者と患者の人間関係をつくることは，簡単ではありませんが，時代は移りつつあります．医療者と患者との関係は，時代や社会の在りようと深く関わる問題であり複雑です．このことは医療従事者の永遠の課題かも知れません．

　医学・医療の根底には人間が横たわっています．その根底を見つめつつ，科学としての医学と患者の意向や価値観とどう折り合いをつけて最善の合意点を得ようとするためには，VBPの実践は極めて重要です．

4.「患者中心の医療」と鍼灸医療

　鍼灸医学では，どのようにして「患者中心の医療」を実践しているのかと問われれば，現代西洋医学でいう「患者中心の医療」という概念に基づいて医療を実践してきたことはありませんでした．

　鍼灸医学は，診察過程において患者の主観を重視し，患者一人ひとりに応じた個別医療を展開することを特色としています．可能な限り患者の病苦を軽減することを最大の目的として診療を行いますが，そのことだけでは「患者中心の医療」を行っているとは言えません．診療過程の一部にその要素を含んでいると思いますが，「患者中心の医療」とはとても言えません．

　「患者中心の医療」は，EBMと一体です．しかし，鍼灸医学にはいまだ科学的根拠の蓄積は少なく，施術者の経験により行われているのが実情です．特に古典的な鍼灸診察においては現代西洋医学のように客観的な医療情報を患者と共有することがなく，施術者の経験に基づいて一方的に病証を立て，病証に基づいて治療方針を決定します．このプロセスは，患者の「良質の医療を受ける権利」「選択の自由の権利」「自己決定の権利」とはかけ離れたものです．また科学的な根拠による医療ともかけ離れたものです．そのことにおいて鍼灸医学は施術者主導の医学であり，経験医術の要素が濃厚です．

　このようなことは，ある意味仕方のないことです．なぜなら鍼灸医療は患者の権利に基づいて患者自らが選択した医療ですから，前提が患者の意向や価値観を尊重

したうえでのことになります．すなわち鍼灸医療は，「選択の自由の権利」に基づいて，患者の「自己決定の権利」として「良質の医療を受ける権利」に基づいて選ばれた医療と捉えることができるからです．

そういったことから「患者中心の医療」という概念に基づいて医療を実践している訳ではありませんが，選ばれた医療において，すでに「患者中心の医療」の一部を実践しているということです．

さらに言えば鍼灸医療の特色は，疾病ではなく病人に対する医療を基本理念としています．つまり「病気を診ずして，病人を診よ」（高木兼寛）の精神を踏まえた医療実践であることから「病人中心の医療」を本としています．「病人」と「患者」を同義とすれば，鍼灸医療は「病人中心の医療」の実践を通して「患者中心の医療」の一部を展開してきたことになります．

問題は，現代西洋医学がなにゆえに「患者中心の医療」を指向しなければならなかったのかです．その主要な要因は，「病人を診ずして，病気を診よ」を基本としてきたからだと言えます．要素還元的な分析思考による細胞病理学説を基盤とする西洋医学は，特定病因論によるパラダイムにより素晴らしい発展を遂げました．つまり病因の除去を最優先とすることにより病気を治癒することができるとし，そのことをもって医学の使命は完結できるとしました．

しかしながら「治らない，治りにくい」が疾病構造の中心をなす現代において，特定病因論の有効性は徐々に低下し，患者の意向や価値観を尊重することの必要性と重要性が認識され，「患者中心の医療」へと転換がはかられました．

鍼灸医療は「病人中心の医療」，すなわち「已病治」を行っていますが，目指す真の医療は「未病治」であり，生活者のための医療です．地域の中で人々が日々元気に活動できるように支援する「人中心の医療」が鍼灸医療です．

参考文献

1) 矢野　忠，安野富美子，坂井友実：患者中心の医療．日本統合医療雑誌 2017；10
　　(1)：6-12．
2) 大西広高：価値に基づく診療（VBP）とは何か．*Modern Physician*，2016；5：405-
　　414．
3) 名郷直樹：価値に基づく医療における医学的根拠の位置づけと役割，*Modern Physician*，2016；5：419-422．

4) 鎌江伊三夫：医薬経済学的手法による医療技術評価を考える〈2〉― EBM, VBM, HTA：概念を整理する―. *Pharmaceutical and Medical Device Regulatory Science*, 2012：43（4）：319-324.

5) 村澤秀樹, 下妻晃二郎：医療技術評価における QOL/PRO の活用, *Jpn J Pharmacoepidemiol.*, 2018：23（1）：19-27.

第4節　安心・安全な医療と鍼灸医療 ────────── ◇ ◇ ◇

　「人間は間違いをする」の前提に立って安全対策, 危機管理が行われています. 鍼灸医療の安全性は非常に高いのですが, 一例でも鍼灸治療による医療過誤が報道されると安心できない医療になってしまう脆さが鍼灸医療の社会的状況であることを認識し, 鍼灸師一人ひとりが安心・安全の鍼灸医療であるように務めなければなりません.

1. To err is human

　「To err is human」と言われているように, 人間は失敗をおかすものです. 人間に失敗をおかさせないようにすることではなく, 失敗することを前提に失敗を未然に防ぐことが重要です. こうしたことを学問的に研究するのが安全学（社会的・人間的な側面も含めて, 安全問題とその対処法を分析・探求する学問のこと）です.

　もともと人間には潜在的に持っている「失敗する」という特性があります. これをヒューマンファクター（human factor）と呼んでいます. ヒューマンファクターは, 組織や設備, その他さまざまな環境における人間側の行動特性のことを指します. この人間側の行動特性によって失敗という形で顕在化した場合, これをヒューマンエラーと呼んでいます. ヒューマンエラーとヒューマンファクターの関係は, **図 1-13** に示すようにヒューマンエラーは氷山の一角で, そのエラーを引き起こすヒューマンファクターは水中にあって見えません.

　ヒューマンファクターについて, 以下に示すモデルや法則が提唱され, 医療分野では医療過誤や医療事故といった有害事象の分析と防止策に活用されています. 以下に主要な法則等ついて紹介します.

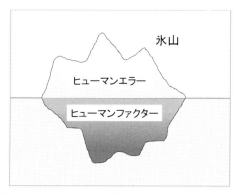

図 1-13　ヒューマンエラーとヒューマンファクターの関係
ヒューマンファクターとは，組織や設備，その他さまざまな環境における人間側の行動特
性であり，人間がもともと潜在的に持っているもので，水中にあって見えない．失敗とい
う形で氷山のように顕在化した場合，これをヒューマンエラーという．

2.　ヒューマンエラーに関するモデル

1) ホーキンスの SHELL モデル

どうすれば失敗を未然に防ぐことができるのか．ホーキンスは人間が関わる様々
な作業とその不具合を分析するにあたって，5つの要素（S：ソフトウェア，H：
ハードウェア，E：環境，L：当事者，L：管理者）に分けて問題を整理し，各要素
間の相互作用も含めた分析を行うことが重要であると述べています（ホーキンスの
SHELL モデル）．

このホーキンスの SHELL モデルを鍼灸医療に置き換えると，S（Software）：ソ
フトウェアは鍼灸手技，運動法（腰痛，膝痛，肩痛などの運動療法の指導など）な
どに相当，H（Hardware）：ハードウェアーは治療用具（鍼，艾，通電装置など），
E（Environment）：環境は治療室，診療状況，L（Liveware）：当事者は患者，L
（Liveware）：管理者は鍼灸師，この5つの要素に分けることができ，それぞれに
ついてエラー（有害事象）の原因を検討することになります（図 1-14）．

このホーキンスの SHELL モデルに基づいて，5つの要素について事前にチェッ
クしたり，施術内容，患者のその日の状態などを確認をしておくことがエラー（有
害事象）を未然に防ぐことに繋がります．例えば，背部への刺鍼では，刺鍼部位に
よっては気胸を起こすリスクがありますから刺鍼深度について注意する，あるいは

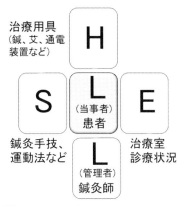

図 1-14　ホーキンスの SHELL モデル

ホーキンスの SHELL モデルを鍼灸医療に置き換えると，S：ソフトウェアは鍼灸手技，運動法など，H：ハードウェアは治療用具，E：環境は治療室，診療状況，L：当事者は患者，L：管理者は鍼灸師となる．

治療室内の治療機器（例えば遠赤外線器具など）のコードに足を引っかけることがないように治療室内の電気器具類の配置や配線等を整理しておく，などです．

2) ハインリッヒの法則

　ハインリッヒの法則は，労働災害の分野でよく知られている法則で，事故発生についての経験則から導かれたものです．その内容は，図 1-15 に示すように，1 件の重大事故の背後には，重大事故に至らなかった 29 件の軽微な事故が隠れており，さらにその背後には事故寸前だった 300 件の異常，いわゆるヒヤリ・ハット（ヒヤッとしたり，ハットしたりする危険な状態）が隠れているというものです．このことからハインリッヒの法則は，「1：29：300 の法則」，「ハインリッヒの災害トライアングル定理」または「傷害四角錐」とも呼ばれています．

　ハインリッヒの法則で示されたように，重大な事故は突然起こるものではなく，小さなエラーや不具合が積み重なって発生します．1 件の医療過誤の背景には，29 件の準事故と 300 件の無害な不具合があるということを理解すべきであり，そのことを踏まえた対策が事故防止に繋がります．それがインシデント・レポートです．

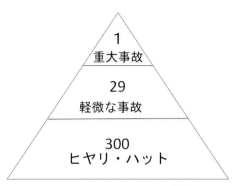

図 1-15　ハインリッヒの法則
1件の重大事故の背後には，重大事故に至らなかった29件の軽微な事故が隠れており，さらにその背後には事故寸前だった300件の異常，いわゆるヒヤリ・ハットが隠れている．

3) リーズンのスイスチーズモデル

　このモデルは，事故は単独で発生するのではなく，複数の事象が連鎖して発生することを示しています．「ハインリッヒの法則」と同様に事故発生のモデルとしてよく用いられます．

　通常，事故発生を想定した場合，いくつかの防護壁を設けていますが，ヒューマンファクターが重なると事故（ヒューマンエラー）が発生するというモデルです．ここでいう「防護壁」とは，危険に対して設けるすべての安全対策を含みます．それは，ホーキンスのSHELLモデルの5つの要素に対する防御壁に相当します．つまり物理的な対策の場合もありますし，知識や技術的な対策の場合もあります．さらに組織的な安全への取り組みもあります．

　一般的には複数の防護壁を設定して，事故発生を未然に防ぐことが行われていますが，それでも事故は発生します．このモデルではエラーの原因はチーズの穴にたとえられます（**図 1-16**）が，その穴は個人の問題だけではなく，様々な人の影響や組織的な要因であることが多いと指摘されています．つまり事故が発生した場合，個人の問題としてではなく，組織の問題として捉える視点が必要であることを示したものです．

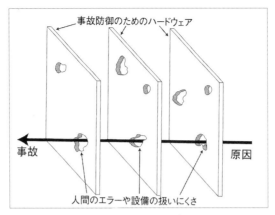

図 1-16　スイスチーズモデル

多くの潜在原因と当事者エラーの穴が，運悪く重なり，多重防御壁をすり抜けて事故へと
つながる．これが，スイスチーズモデルである．完璧の防御壁にもチーズのように穴があ
るが，多くはヒューマンファクターである．ヒューマンファクターは個人にすべてを帰す
るのではなく，組織の問題としても捉えることが必要である．（村上陽一郎：安全と安心の
科学．集英社新書，2005．より引用）

3.　エラーの分類について

1)　スウェインの分類

スウェイン（Swain）の分類では，エラーをオミッションエラー（omission er-
ror）とコミッションエラー（commission error）に分けます．

オミッションエラーは，必要なことをしなかったことによるエラーです．つまり
やり忘れです．鍼灸臨床では，刺鍼部位を消毒をしなかった，抜鍼後に後揉捏をし
なかった，使用した鍼の本数を数えなかったなどによるエラーです．使用した鍼の
本数と抜鍼した鍼の本数を確認しないと鍼の抜き忘れが生じ，医療過誤に繋がりま
す．

コミッションエラーは，するべきことと違うことをしたことによるエラーです．
不必要な行為をしたり，遂行順序を誤ったり（シーケンシャルエラー），タイミン
グを間違えたり（タイミングエラー）などです．鍼灸臨床では，鍼通電療法で太い
ステンレス製の鍼を用いるところに細い鍼を使用した，低頻度で刺激するところを
高頻度で刺激したなどのエラーです．

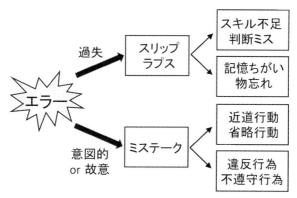

図 1-17　ヒューマンエラーの分類（発生要因ベース）

ノーマンは，ヒューマンエラーの発生要因の観点からエラーを次の3つのに分類．①スリップ（slip）：意図に反する行為をしたときのエラー，②ラプス（laps）：記憶違いや物忘れによるエラー，③ミステーク（mistake）：意図や計画がはじめから間違ったことによるエラー．（「レジリエントメディカル：より安全な医療システムを実現する」より改写引用）

2) ノーマンの分類

　ノーマンは，意図に反する行為をしたときのエラーをスリップ（slip），記憶違いや物忘れによるエラーをラプス（laps），意図や計画がはじめから間違ったことによるエラーはミステーク（mistake）と分類しました（図1-17）．

　スリップは，ある意図が実行されるその過程で自分の思いとは異なる行為をしてしまうエラーで，例えば自動車を停車しようとブレーキを踏んだつもりが，アクセルを誤って踏んで事故を起こしたようなエラーです．またスキル不足によるエラーも該当します．

　ラプスは，「記憶のラプス」とも呼ばれ，「うっかり忘れてしまった」ことによるエラーです．例えば看護師が定期的に投与すべき薬を忘れたために容体が悪化したなどです．鍼灸臨床では，鍼治療に温熱療法を併用することを忘れたために症状が改善しなかったことが該当します．

　ミステークは，意図的（故意）に誤った行為をした結果としてエラーを起こした場合をいいます．ここでいう意図的（故意）とは，事故を意図的に発生させたということではなく，誤った行為を意図的に行った場合を指します．例えば近道行動・省略行動が該当します．

　近道行動とは，本来すべきことをしなかったことを指します．「急がなくては」という気持ちから引き起こされる行動です．鍼灸診療が混雑している場合，この患者の診療を早く終えて，次の患者を診ようとして診療を急ぐと，診察が疎かになり，治療を行う上で考慮しなければならないことを見逃してしまうことが生じ，そのためにエラーが発生します．例えば，徹夜明けの患者の治療です．徹夜仕事は，往々にして自律神経機能を変調させます．この患者の治療に当たっては，そのことを考慮して鍼治療をしないと，一過性の自律神経失調による症状を引き起こすことがあります．

　省略行動とは，本来すべき手順の一部を省略して目的を達成しようとすることです．つまり定められた手順やマニュアルを守らず，早く簡単に済ませてしまおうとすることです．「面倒だ」という心理が省略行動を引き起こすと指摘されています．鍼灸臨床では，有痕灸の灸施術後は必ずⅡ度熱傷（水泡形成）の有無のチェックをします．そのチェックを省略したためにⅡ度熱傷の発生を見逃し，適切な処置と指導を行わなかったために局所の二次感染を引き起こしたなどが該当します．

4. 安全設計—フール・プルーフとフェイル・セイフ

　安全設計の基本として，フール・プルーフ（fool proof）とフェイル・セイフ（fail safe）があります．前者は，「使用方法を知らない，もしくは間違った使い方をしても大事に至らないような設計」であり，後者は「操作方法を間違ったり，部品が壊れたり，誤作動したりした場合でも安全な方向へ向かう設計」です．

　フール・プルーフの設計は，洗濯機を例にすると，蓋が閉まっていないと脱水モードが動かない設計です．手を洗濯槽にいれても，あるいは子どもが間違って洗濯槽に入っても脱水しない，などの設計をすることで事故発生を未然に防ぐことができます．鍼灸臨床では，鍼通電装置などが該当します．鍼通電療法を行う場合，出力調節のつまみを一旦ゼロに戻さないと通電できない仕組みです．もし出力のつまみがゼロに戻されていない状態で電源を入れると，強い電気刺激が急激に加わり，事故に繋がります．こうしたミスが発生しないように鍼通電装置はフール・プルーフの設計になっています．

　一方のフェイル・セイフの設計は，電気ストーブを例にすると，電気ストーブが倒れると自動的にスイッチが切れる設計です．倒れたストーブの火がついたまで

は大惨事になります．このように失敗しても安全である設計が，フェイル・セイフです．鍼灸臨床では，鍼通電療法で装置の故障や出力つまみの操作ミスなどで大きな電流が急激に流れても自動的にスイッチが切れるような設計であれば安全です．

フール・プルーフもフェイル・セイフも「人は失敗をするもの」であることを前提とした設計です．

5. 安全と安心は違う

「安全や危険というものは，ある意味では科学の方法で数量的に評価できる世界であるが，安心や不安は定量的な扱いから大きくはみ出す世界である」と村上陽一郎氏は指摘しています．すなわち危険が除かれ安全になったからといって，必ずしも安心が得られるとは限らないということです．つまり「安全」と「安心」は異なるということです．

安心はどちらかといえば心理の問題ですが，安全性は科学の問題です．鍼灸医療の安全性については後述しますが，結論から言えば"とても安全"です．しかし，確率論的に安全性が示されたとしても，患者にとっては過去の成功確率は無意味です．患者にとっては安全であったかなかったかのいずれかでしかないのです．

このことは施術者においても同様です．施術者にとって過去の失敗確率はほとんど意味を持ちません．失敗したことがないからといって，安全に治療が行えるとは限りません．失敗か失敗でなかったか，のいずれかでしかないのです．

鍼灸臨床においては，確率論的に安全性を高めることは非常に大事なことですが，重要なことは一人ひとりの患者に安全で効果的な鍼灸治療が行えたか否かです．このことによってはじめて安心が得られ，安心・安全な鍼灸医療になるのです．

6. 危険と危機，リスク管理と危機管理は違う
1）危険と危機の違い

広辞苑によると「危険」は危ないこと，危害または損失の生じる恐れがあることと説明され，「危機」は大変なことになるかも知れない危うい時や場合，危険な状態と説明されています．いずれも「危ない，危うい」の意味ですが，「危険」は一般論としては抽象的であるのに対して，「危機」は具体的な危険を指しています．

このように「危険」と「危機」には，微妙な差異があります．したがってわが国

では「危険管理」とは言わず，「危機管理」といいます．つまり「危機管理」は，具体的な危険に対する管理と言うことです．

2) リスク管理と危機管理の違い

リスク管理（Risk Management）は，想定されるリスクが発生しないように，そのリスクの原因となる事象の防止策を検討し，実行に移すことを基本としています．つまり想定される危険を未然に防止することが「リスク管理」です．したがって想定されるあらゆるリスクを徹底的に洗い出し，それぞれのリスクが発生しないように方策を立てる必要があります．

ちなみにリスクの語源は，イタリア語の risicare (リズカーレ) と言われています．その意味は「危険を冒す」です．その危険は受動的な危険ではなく，行為者が自ら危険を認知しつつ敢えてその危険に挑むという文脈での危険と言われています．

一方の「危機管理」（Crisis Management）は，危機が発生した場合にその負の影響を最小限にするとともに，いち早く危機状態からの脱出・回復を図ることを基本としています．もちろんリスク管理と同様に起こりうる危機やそれに伴うリスクをリストアップすることが必要ですが，自然災害や外部要因による人的災害や事故などの中には，自助努力で防ぎえないものも多くあります．したがって危機管理においては，危機が発生したときに何をすればその災害や影響を最小化できるか（減災），危機からの早期回復のためには何をすればよいかということを検討し，その方策を立てることが必要です．

以上を踏まえると鍼灸臨床においても「リスク管理」と「危機管理」の両方が必要です．鍼灸臨床に伴う様々な有害事象に対する「リスク管理」は必須です．いかに有害事象を少なくするかは，安心・安全な鍼灸医療を構築する上で必要不可欠です．

理想的には「リスク管理」が機能し，臨床上の危機が起こらず，また自然災害などがなければ「危機管理」は必要ありません．しかし，現実はそうではありません．例えば鍼治療で「気胸」が発生した場合を想定すると患者への適切な対応が必要です．また地震大国日本においては施術中に地震が発生した場合，患者の誘導と適切な対応が必要です．火事の場合も同様で，避難訓練が必要です．このように想定される危機が発生した場合に適切に対処するためには「危機管理」マニュアルが必要です．

7.　鍼灸医療の安全性と安心・安全な鍼灸医療の構築

1)　鍼灸医療の安全性について

(1)　鍼灸の有害事象とは

　鍼灸の有害事象は，「因果関係を問わず治療中または治療後に発生した好ましくない医学的事象」と定義されています．その区分と分類は，下記の通りです．

　有害事象の区分は，その因果関係等から下記のように 4 つに分けられています．

　①　副作用（有害反応）：意図せず生じた好ましくない生体反応
　②　過誤：治療者あるいは治療院の過失，無知，故意などによって発生した事象
　③　不可抗力による事故：天災など
　④　治療や施術者の行為とは因果関係がない事象

　有害事象の分類は，事象の内容から，①感染症，②臓器損傷（気胸・血管傷害を含む），③神経損傷，④皮膚疾患，⑤折鍼（埋没鍼を含む）・伏鍼・異物，⑥その他の 6 つに分類されます．

(2)　鍼灸療法の有害事象に関する主要な調査報告

　山下ら（1998 年）は，5 年間の鍼灸施術所における有害事象の発生状況について調査しました．総施術数 55,291 件における有害事象の出現率は，①一過性のめまい・気分不良 13 件（0.024%），②疼痛を伴う皮下出血 6 件（0.011%），③疼痛を伴わない皮下出血 5 件（0.009%），④疲労感または倦怠感 5 件（0.009%），⑤出血 3 件（0.005%），⑥主訴の増悪 3 件（0.005%），⑦皮膚の発赤・掻痒感 3 件（0.005%），⑧刺鍼部の疼痛 2 件（0.004%）と報告されています．（Yamashita H, Tsukayama H, Tanno Y,Nishijo K.：Adverse events related to acupuncture. *JAMA* 1998；280：1563-1564.）．

　また吉田ら（1999 年）も 21 年間における鍼灸施術所において総施術数 336,500 件の有害事象の発生状況を報告しています，それによると，①一過性のめまい・気分不良，気胸，痙攣，主訴の増悪の有害作用 32 件（0.00009%），②温灸の転倒による熱傷による過誤 40 件（0.00012%），③偶発事故 4 件（0.00001%），④医師の診察や処置を受けた件数 13 件（0.00004%）でした．（吉田剛典ら：全日本鍼灸学会ポスター，鍼灸の有害事象と安全性，全日本鍼灸学会雑誌，1999；49（1）：106.）

　これらの調査から言えることは，鍼灸治療で様々な有害事象が発生しますが，その出現率は極めて小さく，鍼灸医療の安全性は極めて高いと言えます．

　さらに公益社団法人全日本鍼灸学会の安全性委員会による鍼灸施術の有害事象の頻度に関する前向き調査では，総治療回数 14,039 回のうち，有害事象の発生は 847 件（6.03%），その内訳は頻度の高い順に，①皮下出血・血腫 370 件（2.64%），②不快感 109 件（0.78%），③刺鍼部の残存痛 94 件（0.67%），④刺鍼時の痛み 78 件（0.56%），⑤症状の悪化 28 件（0.20%），⑥不明 26 件（0.19%），⑦熱傷 24 件（0.17%），⑧その他 19 件（0.14%），⑨皮膚炎・皮下組織炎 12 件（0.09%），⑩鍼の抜き忘れ 13 件（0.09%）であったとし，報告された有害事象のほとんどは軽症で一過性のものであり，気胸や感染症などの重篤な有害事象は報告されなかった．

　以上より「鍼灸医療安全性ガイドライン」に基づく標準的な鍼治療では，重篤な有害事象が発生する可能性は非常に低いことが明らかになりました．

（Furuse N, Shinbara H, Uehara A, Sugawara M, Yamazaki T, Hosaka M, Yamashita H.：A multicenter prospective survey of adverse events associated with acupuncture and moxibustion in Japan. *Med Acupuncture*. 2017：29（3）：155-162.）

　鍼灸療法の安全性について，有害事象に関するこれまでの調査報告の中から主要な報告を紹介しました．このように鍼灸施術に伴う有害事象の発生頻度はごく少なく，統計的には安全性が高いと言えます．しかし，なかには重篤な有害事象も少ないながらもあります．

　2012 年から 2015 年までに発表された国内の鍼灸療法に関連する有害事象論文 32 文献には 38 症例の有害事象が掲載されています（古瀬暢達ら：鍼灸安全性関連文献レビュー 2012〜2015 年，全日本鍼灸学会雑誌，2017：67(1)：29-47）．その内訳は，感染症 5 件，臓器損傷 12 件，神経損傷 4 件，皮膚疾患 0 件，折鍼・伏鍼・異物 3 件，灸による事象 1 件，その他 7 件でした．重篤な有害事象の発生頻度は少ないものの，前述したように患者にとっては安全であったか，なかったでしかなく，失敗すれば安全性が高くても安心できない，不安な療法になってしまいます．

　そうならないためにはリスク管理の徹底が求められ，さらには危機管理についての対策も必要です．

2) 安心・安全な鍼灸医療であるために

鍼灸医療の安全性は，既述したように有害事象の発症率からいって極めて高いことが分かります．しかし，安全性は高くても安心な医療であるとは必ずしも言えません．安全性は統計の世界ですが，安心は一人の受療者の問題です．

例えば，2017年9月10日，巨人軍の澤村投手が鍼治療で長胸神経麻痺が生じた可能性があると報道されました．この報道によって鍼治療は危険であり，安心できないと思った国民は多かったのではないかと思います．鍼治療で長胸神経麻痺が生じたかは明らかにされませんでしたが，こうした報道により安全性が高い医療であっても心理的に不安になり，安心できない医療になってしまいます．

したがって，安心・安全な鍼灸医療を提供するには，一人ひとりの施術者がリスクに対して高い意識を持ち，リスク管理を踏まえて，常に慎重に臨床に向き合うことです．日々，鍼灸臨床に従事していると慣れによりリスク監理が疎かになったり，リスクへの意識が低下しがちになります．

またハインリッヒの法則が示すように，日常臨床ではニアミスやヒヤリ・ハットを経験しますが，そのことを放置しておくと，やがて重大な事故の発生に繋がります．ニアミスやヒヤリ・ハットについては，インシデント・レポートを作成し，なぜ，ニアミスやヒヤリ・ハットを起こしたのか，「ホーキンズのSHELLモデル」，スウェインのエラー分類やノーマンのエラー分類を参照に分析することが重要です．

また，施術者同士でインシデント・レポートを共有することがエラーを未然に防止することに繋がります．つまり「失敗から学ぶ」ことが安心・安全の鍼灸医療の構築に繋がります．

参考文献
1) 村上陽一郎：安全学の現在，青土社，東京，2003.
2) 村上陽一郎：安全と安心の科学，集英社新書，東京，2005.
3) 篠原一彦：医療のための安全学入門—事例で学ぶヒューマンファクター．丸善．東京，2005.
4) 日本学術会議安全に関する緊急特別委員会：安全学の構築に向けて，安全に関する緊急特別委員会報告，平成12年.
5) 山下仁：速修現代臨床鍼灸学エッセンス．錦房，2020.

第2章　プロフェッショナリズムと鍼灸医療

第1節　西洋と日本の医の倫理および鍼灸師の倫理 ── ◇ ◇ ◇

　　　西洋の医の倫理はヒポクラテスの誓いを核とし考究され，第二次世界大戦後は「ジュネーブ宣言」をはじめ多くの宣言や綱領として結実しました．一方，日本のそれは「医は仁術」を底流として，仏教や儒教の影響のもと，丹波康頼の「大慈惻隠の心」，曲直瀬道三の「慈仁」，貝原益軒の「醫は仁術なり．仁愛の心を本」，大江雲沢の「医は仁ならざるの術」，樋口繁次の「慈心妙手」などの言葉に医の倫理の本質を凝集させて伝えてきました．現在の日本には日本鍼灸師会と全日本鍼灸マッサージ師会の倫理綱領があります．

1. ヒポクラテスの誓い
1) ヒポクラテス

　ヒポクラテス（紀元前460年-360年頃）は古代ギリシャの医師で，「医聖」「医学の父」「医学の祖」と呼ばれています．ヒポクラテスは迷信や呪術的要素を排し，合理的で科学的な医学を確立しようとしました．臨床に際しては観察を重視し，治療は自然治癒力を引き出すことを要諦とし，マッサージをはじめ養生法を重視しました．例えば当時，ペスト（黒死病）は神の放った矢によって罹ると考えられていましたが，その原因は不衛生な環境にあるとし，清潔にすることによって感染をくい止めることが出来るとしました．

　このように病人を詳細に観察し，自然治癒力を最大限生かすことが医学の要諦と捉え，ヒポクラテス医学を広めました．またヒポクラテスは，医師という専門職の確立を図り，医師の倫理を説きました．

　ヒポクラテスが謳った「医の倫理」が，「ヒポクラテスの誓い」（『ヒポクラテス全集』に掲載）です．『ヒポクラテス全集』はヒポクラテス没後100年以上経過した紀元前3世紀頃に弟子により編纂されたものと言われていることから，ヒポクラ

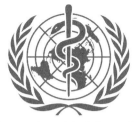

図 2-1　WHO のロゴマークにみるアスクレピオスの杖

ギリシャ神話に登場する医神アスクレピオスが持っている蛇の巻きついた杖は，医療・医術の象徴として世界的に広く用いられているシンボルマークで，WHO や米国医師会のロゴマークにも採用されている．アスクレピオスは常に蛇をともなって病気治癒に従事したという伝承による．なおアスクレピオスはヒポクラテスの先祖に当たるとされている．

テス自身によるものかは定かでありません．

2）ヒポクラテスの誓い

　ヒポクラテスの誓いは，弟子が修行を終えて医師に就くときにギリシャ神への誓いとして読み上げた宣誓文です．アポロン神，アスクレピオス神，衛生の女神ヒュギエイア，病気を治癒する女神パナケイアの前で「ヒポクラテスの誓い」を読み上げて，医師としての誓いを上記のギリシャ神と取り交わしたと伝えられています．なおアスクレピオスは常に蛇をともなって病気治癒に従事したギリシャ神話に出てくる名医で，医神として讃えられています（**図 2-1**）．

　「ヒポクラテスの誓い」は，「養生法」「人命の尊重」「医は仁術」「利他主義」「患者の非差別」などの内容により構成されています．

【ヒポクラテスの誓い】

　医の神アポロン，アスクレピオス，ヒュギエイア，パナケイア及びすべての神々よ，私自身の能力と判断に従って，この誓約を守ることを誓う．
・この医術を教えてくれた師を実の親のように敬い，自らの財産を分け与えて，必要ある時には助ける．
・師の子を自身の兄弟のように見て，彼らが学ばんとすれば報酬なしにこの術を教える．
・著作や講義その他あらゆる方法で，医術の知識を師や自らの息子，また，医の規則に則って誓約で結ばれている弟子達に分かち与え，それ以外の誰にも与えない．

・自身の能力と判断に従って，患者に利すると思う治療法を選択し，害と知る治療法を決して選択しない.
・依頼されても人を殺す薬を与えない.
・同様に婦人を流産させる道具を与えない.
・生涯を，純粋と神聖をもって貫き医術を行う（もっては著者加筆）.
・どんな家を訪れる時もそこの自由人と奴隷の相違を問わず，不正を犯すことなく，医術を行う.
・医に関するか否かに関わらず，他人の生活についての秘密を遵守する.
　この誓いを守り続ける限り，私は人生と医術とを享受し，すべての人から尊敬されるであろう！　しかし，万が一，この誓いを破る時，私はその反対の運命を賜るだろう.

（日本語訳，materializer & Co. HP より）

　「ヒポクラテスの誓い」は，医師の任務や倫理に関する項目を含んでいることから医療倫理の原初となるもので，ドイツのヴィッテンベルク大学医学部で初めて医学教育に採用されたり（1508 年），フランスのモンペリエ大学の卒業式での宣誓（1804 年）や，北アメリカの医学校の卒業式において誓い（1928 年）とされたりしました.

2. ジュネーブ宣言

　世界医師会は，第二次世界大戦中にドイツのナチスが犯した非人道的な人体実験などの反省から 1948 年 9 月にスイスのジュネーブで開かれた世界医師会総会で医師の倫理に関する宣言として，ジュネーブ宣言（1969 年に一部改訂）を採択しました. この宣言は「ヒポクラテスの誓い」を時代に沿うようにアレンジされたと言われており，いわば「ヒポクラテスの誓い」の現代版です.
　ジュネーブ宣言の骨子は，医師の心構えを謳ったもので，11 項目が定められています. 以下に 1948 年のジュネーブ宣言（日本医師会 HP に掲載）を示します.

【ジュネーブ宣言】（1948 年）（原文に番号はない）

　医師の一人として入会を許されるに当たり
1）私は自分の人生を人間への奉仕に捧げることを厳かに誓います.
2）私は自分の教師たちに，それが彼らの報酬である尊敬と感謝を捧げます.
3）私は自分の仕事を良心と尊厳を持って行います.

4) 私の患者の健康を第一に考慮します.

5) 私は私に打ち明けられた秘密を尊重します.

6) 私は全力をつくして高貴な医業の伝統を維持します.

7) 同業者は兄弟とみます.

8) 私の義務と私の患者の間に，宗教・国籍・人種・政党・社会的地位の介入を許しません.

9) 私は人間の生命を，その受胎の時以降，できるだけ尊重するように努めます.

10) たとえ脅迫されても，私は自分の医学的知識を人間の法則に反するようには使用しません.

11) 私は，この誓いを，厳かに，自由意志で，私の名誉にかけて守ります.

3. 日本における医の倫理

わが国では古来，「医は仁術」と言い伝えられています．これは「医は以て人を活かす心なり．故に医は仁術という．疾ありて療を求めるは，唯に，焚溺水火*1 に求めず．医は当に仁慈の術に当たるべし.」（陸宜公：唐の徳宗の時代の宰相）によります.

国宝『医心方』を編纂した丹波康頼は，「大医の病いを治するや，必ずまさに神を安んじ志しを定め，欲することなく，求むることなく，先に大慈惻隠の心を發し，含霊の疾を普救*2 せんことを誓願すべし」（『医心方』）と記し，大慈惻隠を医の倫理としました.

このように古来，「仁慈」，「大慈惻隠」の心が医の倫理の底流となり，曲直瀬道三（1507-1594）はこれを「慈仁」として医師の心得としました．曲直瀬道三は日本医学の中興の祖と言われる人物で，「啓迪院」という学舎を開設して多くの門人を育成しまた．道三は田代三喜（1465-1544，日本に初めて李朱医学をもたらした医師）に師事し，李朱医学を基礎理論とした「後世派」を興しました．道三は『啓迪集』『鍼灸集要』『切紙』などを著し，わが国における実証的医学の端緒を切り拓いた医師であり，日本における医聖の一人とされています.

(メ　モ)

*1 焚溺水火：水火による災害で溺れた人や火災にあった人を救うだけでは単なる対症療法に過ぎず，そのような状態になる前に治すことが重要であるの意味．つまり未病治が重要であることを述べている.

*2 含霊の疾を普救：霊魂ある者を疾病から救うこと．含霊は霊魂ある者，普救は救うこと.

　上述の「慈仁」は，『切紙』に載っています．『切紙』の開巻の第1ページに「医工宜慎持之法　五十七条」（医工宜しく慎み持つべきの法）が掲げられており，その巻頭に「慈仁」の文字が記されています．慈仁とは，「情け深いこと」「相手を思いやる心」を意味し，これを医師の精神の本としました．2文字ですが，この用語に医の倫理のすべてを圧縮したのではないかと思われます．

　道三の「慈仁」は，曲直瀬家二代目の曲直瀬玄朔（1549-1632）に引き継がれ，啓迪院学則「当門下之法則」17カ条の2条には「慈仁を専らにすべし（冝専慈仁）」として記されています．

　曲直瀬家の「慈仁」の精神は，貝原益軒（1630-1714）に受け継がれたようです．益軒は『養生訓』（巻第六病を慎む）の中で「醫は仁術なり．仁愛の心を本とし，人を救ふを以，志とすべし．わが身の利養を専に志すべからず」と記し，さらに「醫とならば，君子醫となるべし．小人醫となるべからず．君子醫は人の為にす．人を救ふに志専一なるなり．小人醫はわが為にす．我身の利養のみ志し，人を救ふに，志専ならず．醫は仁術なり．人を救ふを以て志とすべし．是，人の為にする君子醫なり．人を救ふ志なくして，只，身の利養を以て志とするは，是，わが為にする小人醫なり．醫は病者を救はんための術なれば，病家の貴賤貧富の隔てなく，心を盡して病をなおすべし．病家より招きあらば，貴賤をわかたず，はやく行くべし．遅々すべからず．人の命は至っておもし．病人をおろそかにすべからず．是，醫となれる職分をつとむるなり．小人醫は醫術流行すれば，我身にほこりたかぶりて，貧賤なる病家をあなどる．是，醫の本意を失へり．」と記し，わが国における医の倫理，医の職業倫理を説きました．なお「君子醫」とは利他主義に立つ医師であり，「小人醫」とは利己主義に立つ医師を指します．

　こうした医の倫理，医の精神は，明治期へと伝わります．明治初期の名医大江雲沢（1822-1899）は，自著の「傲瘡経験方付録」の「医則」の第一条に「医は仁ならざるの術，務めて仁をなさんと欲す」と記しています．その意味は「医療は無条件に善なのではなく，医者次第で善にも悪にもなるから，医師は常に謙虚に患者のために尽くすべきである」とし，雲沢は常にこの言葉で弟子を戒めたことが大分県中津市の川嶋眞人先生らの調査によって明らかにされました（田中健藏：医は仁ならざるの術，務めて仁をなさんと欲す．日本医師会雑誌，1997；117（6）：118.）．

　また樋口繁次（東京慈恵会医科大学の初代産婦人科教授，1876-1929）が産婦人

科教室を開設するに当たって教室の精神となる言葉を鎌倉建長寺住職の釈宗演に求めたところ，「慈心妙手」が与えられました．この言葉は，「慈悲の心」と「高度の医術」を一如として体現することという意味です．よく似た用語に「鬼手仏心」があります．これらは曲直瀬道三の「慈仁」にも通じ，ヒポクラテスの「人間愛」と「技術愛」とも通じます．

4. 日本医師会の「医の倫理綱領」

　日本医師会は，1951年に医の規範として「醫師の倫理」を作成しました．これを新たに改変し，2000年に「医の倫理綱領」を策定しました．その元としたのが「ヒポクラテスの誓い」と「ジュネーブ宣言」です．「医の倫理綱領」は，いわば日本版の「医師の誓い」です．

【医の倫理綱領】（2000年）

　医学および医療は，病める人の治療はもとより，人びとの健康の維持もしくは増進を図るもので，医師は責任の重大性を認識し，人類愛を基にすべての人に奉仕するものである．
1. 医師は生涯学習の精神を保ち，つねに医学の知識と技術の習得に努めるとともに，その進歩・発展に尽くす．
2. 医師はこの職業の尊厳と責任を自覚し，教養を深め，人格を高めるように心掛ける．
3. 医師は医療を受ける人びとの人格を尊重し，やさしい心で接するとともに，医療内容についてよく説明し，信頼を得るように努める．
4. 医師は互いに尊敬し，医療関係者と協力して医療に尽くす．
5. 医師は医療の公共性を重んじ，医療を通じて社会の発展に尽くすとともに，法規範の遵守および法秩序の形成に努める．
6. 医師は医業にあたって営利を目的としない．

　さらに日本医師会は，2004年に「医師の職業倫理指針」を策定しました．現在の指針は「医師の職業倫理指針第三版」（平成28年10月）です．その序文に「医師の倫理については，①患者の自律性（autonomy）の尊重，②善行（beneficence），③公正性（fairness）の3つの原則が主な基盤」としながらも，原則には例外もあるとして，一般の医師が臨床現場で遭遇するような具体的事例を取り上げ，どのように対処すべきかの解説が記されています．

5. 鍼灸師の倫理

鍼灸師の倫理として，日本鍼灸師会の「倫理綱領」（昭和62年4月），全国鍼灸マッサージ師会の倫理綱領（平成元年5月制定，令和2年6月改定），世界鍼灸学会連合会（WFAS）の「倫理コード」（1987年11月）があります．以下にそれぞれの倫理綱領を紹介します．

【日本鍼灸師会の「倫理綱領」】（1987年）

一．私は生涯を人類への奉仕に捧げることを誓う．
二．私は常に患者の健康の回復と保持増進を第一に考える．
三．私は患者の信頼に応えて秘密を厳守する．
四．私は良心と誠意をもって治療に専念する．
五．私はたえず鍼灸の学と術について最高の水準を保ち，疾病に関する知識を一層深め，伝統を守り，その伝承に努力する．
六．私は鍼灸治療の有効性を高め，その学術的研究の業績を重ねることによって他の医療分野から信頼と協調を確保し，患者の治療に努力する．
七．私は鍼灸治療の適応を十分認識し，無効な治療を行うことなく，更に過誤を犯すことのないように努める．
八．私は自己の職責に誇りと責任をもち鍼灸師としての名誉と尊厳をもって鍼灸の発展に努力する．
九．私は治療に当たって宗教，国籍，人種，政党，社会的地位の違いによって患者に果たすべき義務を変えることはしない．
十．私は流派を越えて相互に鍼灸師を尊重し鍼灸界の団結を高め，鍼灸師の資質向上のために努力する．

【全日本鍼灸マッサージ師会の「倫理綱領」】（2020年）

あん摩マッサージ指圧師，はり師，きゅう師（以下「あはき師」という）は，地域医療の一翼を担い，国民の健康保持増進と公衆衛生の向上に寄与貢献するものである．
1. あはき師は，この職業の尊厳と責任を自覚し，常に学理及び技術の研鑽に励むとともに品性の陶冶に努める．
2. あはき師は，施術を受ける人々の人格を尊重し誠実と博愛の精神をもって，的確な施術と情報の提供に専念し，もって公共の福祉に奉仕する．
3. あはき師は，相互に尊重し，医療関係者と連携協力し，人々と社会の幸福，発展に尽くす．

【世界鍼灸学会連合会の「倫理コード」】（1987年）

1. 人類への奉仕に捧げる.
2. 自己の職務遂行にあたり自らの知識と良心とを捧げる.
3. 自己の職責に誇りを持ち，名誉ある鍼灸の伝統を守り，その発展に努力する.
4. 自己の患者の健康を第一義とし，その秘密を守る.
5. 適応時のみ鍼灸を行い，また他の分野の医療職との協調のもとに，不適切でまた価値のない治療をしないようにする.
6. 決して，宗教，国籍，人種，政治的，社会的理由によって，患者に果たすべき義務を変えない.
7. 自らの利益や，いかなる商業宣伝の目的にも，WFAS の名前や WFAS との関係を利用しない.
8. 常に人体の生理学的・病理学的プロセスにおける，鍼灸の適応を探り，たえず鍼灸について最高水準を保つことに努める.
9. プロとしての同僚を尊敬し，治療的有用性や科学的研究によって支持される成果を通し，法的認知と鍼灸の医学的地位の向上とに努める.
10. ヒトを含む生物医学的研究に関しては，ヘルシンキ宣言（1964年ヘルシンキにおいて採択，1975年東京，1983年ベニスにおいて修正，なお第10項のヘルシンキ宣言は，その後1989年に香港，1996年に南アフリカ共和国のサマーセットウエストでさらに修正）を遵守する.

　なお日本鍼灸師会の倫理綱領は，世界の鍼灸界でも早く，世界鍼灸学会連合会の「倫理コード」より早く制定されたことは日本鍼灸界の誇りとするところです.
上述の「倫理綱領」，「倫理コード」のいずれも「医の倫理」の基本を踏まえて制定されていますが，日本の鍼灸医療ならではの項目もあります. それは，「鍼灸治療の適応を十分認識し，無効な治療を行わないこと」「適応時のみ鍼灸を行い，また他の分野の医療職との協調のもとに，不適切でまた価値のない治療をしないようにする」の項目です. 鍼灸療法の適否を的確に判断し，無効な治療，あるいは不適切な治療は行わないこととしています.
　日本における鍼灸療法は，法律上，医業ではなく，広義の医業類似行為とされ，業務は施術に限定されています. 医業類似行為については，様々な見解があります. 医師が行う医業の一部を免許によって行うことが出来ることから，あん摩マッサージ指圧，はり，きゅうは医業類似行為ではなく，医業，すなわち医療であるとの主張です. しかし厚生労働省はこれまで通りに「医業類似行為」と定めています. しかも医業類似行為を狭義と広義に分類し，あん摩マッサージ指圧，はり，

きゅう，柔道整復は広義の医業類似行為（免許証が必要なもの）とし，カイロプラクティック，リフレクソロジー，整体など無免許でできるものを狭義の医療類似行為としています．

しかし，「あん摩マッサージ指圧師，はり師，きゅう師等に関する法律」の第1条には「医師以外の者で，あん摩，マッサージ若しくは指圧，はり又はきゅうを業としようとする者は，それぞれ，あん摩マッサージ指圧師免許，はり師免許又はきゅう師免許（以下免許という．）を受けなければならない．」とし，「医師でなければ，医業をなしてはならない．」（医師法第17条）の規定を踏まえると，この条文は医師の独占を国家資格免許取得者に対して一部解除しているということであり，あん摩，マッサージ，指圧，はり，きゅうは医師の行う医業の一部であると捉えられます．この解釈に立って日本鍼灸師会や全日本鍼灸マッサージ師会は，医療専門職の観点から「倫理綱領」を策定したものです．

参考文献
1) 川嶋眞人：大江雲沢と中津医学校について．日本医史学雑誌，2000；46（3）：368-369．
2) 伊藤友信：貝原益軒養生訓．講談社学術文庫，講談社，東京，1982．
3) 髙嶋愛理，重野亜久里，井出みはる：第2部倫理とコミュニケーション．3．専門職としての意識と責任，厚生労働省，医療通訳に関する資料一覧，2017：95-124．
4) 医の倫理綱領，日本医師会のホームページ，https://www.med.or.jp/doctor/member/000967.html
5) 津谷喜一郎，尾崎昭弘，黒須幸男：ヘルシンキ宣言南ア改訂・WFAS倫理コード・日本鍼灸師会倫理コード．全日本鍼灸学会誌，1998；48（1）：75-87．
6) 海原　亮：江戸時代の医療倫理—曲直瀬玄朔「当門下之法則」．鍼灸OSAKA，2015；31（3）：115-119．
7) 進藤浩司：医師の倫理と陰徳—曲直瀬玄朔『当門下法則内七カ条学寮之法度』．印度學佛教學研究，2016：64（2）：657-661．
8) 守屋　正：江戸時代の京都における医の倫理の史的考察．日本医史学会，1982：28（2）：150-163．

第2節　医療倫理とその周辺　◇◇◇

鍼灸師の倫理観と患者との向き合い方を考えるに当たって，必要と思われる医療倫理・生命倫理の基本的な内容（医療倫理の4原則，患者の権

利，患者の責務）と主要な宣言・倫理綱領［(1) ニュールンベルグ倫理綱領，2) ジュネーブ宣言，3) ヘルシンキ宣言，4) 患者の権利章典，5) 患者憲章，6) 患者の権利に関するリスボン宣言，7) ヨーロッパにおける患者の権利促進に関する宣言］の要点を紹介し，医療倫理（生命倫理）の変遷を辿ります．そして，それらに加えて「疾病と病気の違い」，「タテとヨコの倫理」について紹介し，臨床における患者との倫理的な関係の在り方を探ります．

1. 医療倫理（生命倫理）について

医療倫理（生命倫理）に関する代表的な宣言等の概略について紹介し，医療倫理の基盤となっている内容についてみていきます．

1）医療倫理（生命倫理）の 4 原則

医療倫理（生命倫理）の 4 原則は，トム・L・ビーチャムとジェイムズ・F・チルドレスが『生命医学倫理の諸原則』の中で提唱したものです．この 4 原則は，医療従事者が倫理的な問題に直面した時に，どのように解決すべきかを判断する指針とされています．

彼らが挙げた 4 原則とは，以下の通りです（なお 4 原則の表記は，資料により異なります）．

(1) 自律性の尊重（respect for autonomy）

(2) 無危害（non-maleficence）

(3) 善行（beneficence）

(4) 公正（正義）（justice）

ここでは厚生労働省の資料（倫理とコミュニケーション，3. 専門職としての意識と責任，3-1 医療倫理）の記載を用います．

(1)　**自律性の尊重**：生物医学・行動研究における倫理的原則とガイドラインを定めた「ベルモント・レポート」（The Belmont Report, 1979 年）では，「自律性を尊重するということは，自律的な個人が考え，熟慮して至った見解や選択を重んじ，明らかに他者を害する場合以外は，その人の行動を妨げない」と記述されています．このことを踏まえると医療倫理における「自律性尊重」の原則は，「患者自身の決定や意思を大切にして，患者の行動を制限したり，干渉したりしない」とい

うことになります.

　近年, 医療現場では「インフォームド・コンセント」が導入されていますが, これは患者に情報を開示し, 患者がその内容を十分に理解し, 納得した上で「自律的な決定」ができるよう支援することであり, 「自律性尊重の原則」に基づいた医療従事者の積極責務です.

　なおベルモント・レポートとは, 米国の「生物医学および行動学研究の対象者保護のための国家委員会」によって作成された報告書です. 正式な名称は, 「研究の対象者の保護のための倫理的原則とガイドライン, 生物医学的および行動的研究の対象者保護のための国家委員会の報告」です. つまり人を対象とする研究のための倫理的原則とガイドラインであり, その中に基本的倫理として, ①人を尊重する (respect for persons), ②善行 (beneficence), ③正義 (justice) の3原則が定められています.

　(2)　**無危害**：患者に危害を及ぼさないことです. この原則には今ある危害や危険を取り除き, 予防することも含まれます.

　(3)　**善行** (与益, 恩恵の表記あり)：患者のために善をなすこと, つまり最善を尽くすことです. ここで言う最善を尽くすとは, 医療従事者側が考える善行ではなく, 患者が考える最善の善行を行うということであり, 患者の症状に合った治療方法があれば, できうる最良の治療をすることです.

　(4)　**公正**：患者を平等かつ公平に扱うことです. 医療においては限られた医療資源 (医療施設・医療機器・医薬品・医療従事者など) をいかに適正に配分するかも公正の原則に含まれます. 例えば大事故・災害の際, 一度に多くの患者が発生しますが, その際には重症度に従って優先順位を決めること (トリアージ) なども含まれます.

2) 患者の権利

　患者の権利については後述するように多くの宣言や綱領が示されています. ここではこれらに共通する基本的な患者の権利を挙げ, その要点を列記します.

　(1)　**良質な医療を受ける権利**：何人も差別されることなく適切な医療を受ける権利や, 患者は継続性のある医療を受ける権利を有します.

　(2)　**選択の自由の権利**：患者は, 医師や病院あるいは保健サービス施設を自由

に選択し，変更する権利や別の医師の意見（セカンドオピニオン）を求める権利を有します．

（3）　**自己決定の権利**：検査や治療などについて，十分な説明を受け，理解した上で自己決定することができる権利を有します．そのためには医師は患者が下そうとする決定によりどんな結果がもたらされるかについて，患者に情報を提供することが求められます．研究途上にある医療に関しては，目的や危険性などについて十分な情報提供を受けたうえで，それを受けるかどうかを決める権利と，いつでも中止を求める権利があります．

（4）　**医療情報に関する権利**：患者は自分の診療録（カルテ）に記載された自分自身に関する情報が開示され，自己の健康状態（自己の病状についての医学所見を含む）について十分な情報を得る権利を有します．すなわち病気，検査，治療，見通しなどについて，わかりやすい言葉で説明を受ける権利です．

（5）　**秘密保持に関する権利**：患者の健康状態，症状，診断，予後および治療に関する本人を特定し得るあらゆる情報，ならびにその他すべての個人的情報の秘密は，患者の死後も守られる権利を有します．

（6）　**健康教育をうける権利**：自らの健康を維持するために，健康教育を受ける権利を有します．

（7）　**人間としての尊厳が守られる権利**：人間としての尊厳が保たれるように，人道的で最新の苦痛緩和や終末期ケアを受けることができる権利を有します．

3）患者の責務

　患者と家族には，医療者と協働して医療を行うにあたり，以下に記載する「患者の責務」について理解し，守ることが求められます．なお入院に関する項目は割愛します．

（1）　**医療従事者と協働して診療に参加する責務**：病気は医療者と患者が一緒に協力して治すものです．そのために患者には病歴や病状などを正確に伝えることが求められます．

（2）　**医療安全の実践に協力する責務**：医療事故の防止には患者の協力が不可欠であり，「名前・生年月日」などの「患者確認」に積極的な協力をすることが求められます．

（3）　**医療人の育成に関する責務**：各種学生・研修生や新人が見学や，担当することもあることから，差し支えがない範囲で協力することが求められます．

（4）　**医療の不確実性への配慮責務**：提供される医療には，医学，社会，経済，倫理等の様々な要因により限界があることを認識する責務があります．つまり検査，手術などすべての医療行為の結果は 100% 保証されたものではないことを理解し，認識することが求められます．このことについて医療者側は，インフォームド・コンセントにより，診療の不確実性について分かりやすく説明することが必要です．

2. 医療倫理（生命倫理）に関する宣言・綱領

すべての人は平等に「医療を受ける権利」，すなわち患者の権利をもっています．この権利と意思を尊重し，公平な医療を行うために患者の権利に関する宣言，憲章などが定められています．

これらには，①ニュールンベルグ倫理綱領，②ジュネーブ宣言，③ヘルシンキ宣言，④患者の権利章典，⑤患者憲章，⑥患者の権利宣言（リスボン宣言），⑦患者の権利宣言（WHO，ヨーロッパにおける患者の権利の促進に関する宣言）などがあります．以下にそれぞれの要点について紹介します．

1）ニュールンベルグ倫理綱領（1947 年）

人間を被験者とする研究に関する一連の倫理的原則についての綱領です．ドイツのアドルフ・ヒトラー（1889-1945）が率いるナチスによる非人道的な人体実験や残虐行為に対し，このような残虐な人体実験などが二度と行われないようにするための倫理的原則（医学的研究のための被験者の意思と自由を保障するためのガイドラインとして）を示したものです．これが後の「ヘルシンキ宣言」の制定に繋がり，医療倫理，患者の権利の確立へと結びつくことになります

2）ジュネーブ宣言（1948 年）

第二次世界大戦中にドイツのナチスによる非人道的な人体実験などへの反省として，1948 年 9 月にスイスのジュネーブで開かれた世界医師会総会で採択された医師の倫理に関する宣言（1969 年に一部改訂）です．この宣言は，「ヒポクラテスの

誓い」を時代に沿うようにアレンジされたとも言われています．医師の心構えとして11項目が定められています（p43を参照）．

3）ヘルシンキ宣言（1964年）

「ヒトを対象とする医学研究の倫理的原則」で，ニュールンベルグ倫理綱領を受けての医学会側からの宣言です．1964年6月，フィンランドの首都ヘルシンキにおいて開かれた世界医師会第18回総会で採択された，医学研究者が自らを規制する人体の実験に対する倫理規範で，主に医師に対して表明されたものです．

　医学の進歩のためには，ヒトを対象とした臨床研究は不可欠であることから個人情報，被験者権利の保護，研究の透明性確保などの基本原則を規定したものです．基本原則は，個人に対する尊重，自己決定権，および研究への参加に関する情報に基づいた決定（インフォームド・コンセント）を行う権利であり，被験者の福祉と利益は常に最優先事項とし，科学・社会的興味は後回しにしなければならないとしました．

　その後，「ヘルシンキ宣言」は，幾度か改訂され，1983年ヴェニスで，1989年香港で，そして1996年南アフリカで部分的に改正されました．

4）患者の権利章典（1973年）

　アメリカ病院協会が制定した患者の権利と責務を定めた章典（Patient's Bill of Rights）です．すべての患者は憲法において個人として人格を尊重され，最善の医療を受ける権利があることが明記されました．言い換えれば医療の主体は患者であることを謳った章典です．

　この章典は消費者運動などと結びつき，ヘルシンキ宣言で確立された被験者に対するインフォームド・コンセントが患者一般の権利とされました．

　この章典は2003年に「治療におけるパートナーシップ（The Patient Care Partnership)」によって置き換えられました．それは，権利の強調から患者と医療提供者のパートナーシップを強調することへの転換です．すなわち患者と医療提供者との良好なコミュニケーションを確立することの重要性を意味するものです．

5) 患者憲章（1991 年）

　イギリスの患者憲章（Patient's Charter，1991 年，その後 1995 年と 1997 年に改訂）は，イギリス政府による公式文書です．この憲章は，患者の権利と責務を一覧にし，医療従事者によって守られるべき行動規範を記したものです．なおこの患者憲章は 2000 年に補完され，その後 2013 年に NHS 憲章（NHS Constitution）として吸収・法制化され，置き換えられました．

6) 患者の権利に関するリスボン宣言（1981 年）

　本宣言（Declaration of Lisbon on the Rights of the Patient）は，通称，リスボン宣言と呼ばれています．その後，1995 年パリで，2005 年サンティアゴで，2015 年オスロで再確認されています．リスボン宣言は，どちらかと言えば，患者主体の権利宣言ではなく，医療者側の立場でしてはいけないこと，すべきこと，という医療倫理の行動規範です．その原則は，以下の 11 項目からなっています．
　①良質の医療を受ける権利，②選択の自由の権利，③自己決定の権利，④意識のない患者，⑤法的無能力の患者，⑥患者の意思に反する処置，⑦情報に対する権利，⑧守秘義務に対する権利，⑨健康教育を受ける権利，⑩尊厳に対する権利，⑪宗教的支援に対する権利

7) ヨーロッパにおける患者の権利促進に関する宣言（1994 年）

　WHO ヨーロッパ会議において採択された宣言です．内容はリスボン宣言とは異なり，患者主体の権利宣言です．なお患者の権利とは，患者が自らの意思と選択のもとに最善の医療を受けることができるという権利で，下記の項目が定められています．
　(1) 人間として尊重される権利
　(2) 自己決定の権利
　(3) 身体及び精神の不可侵性の権利及び身体の安全を保障される権利
　(4) プライバシーを尊重される権利
　(5) 道徳的及び文化的価値観，並びに宗教的及び思想的信条を尊重される権利
　(6) 疾病の予防及び保健医療に対する適切な措置によって健康を保持される権

利，及び達成可能な最高水準の健康を追求する機会を持つ権利

3．医の倫理の周辺
1）疾病と病気との違い

　医学でいうところの病気と文化・社会の中でいうところの病気は，必ずしも同じではありません．このことは医学哲学において「疾病論」として取り上げられ，議論が重ねられてきましたが，近年では医療人類学の中で取り扱われることが多くなりました．

　医療人類学とは，「病気や健康維持に対する人間の観念や行為についての人類学的研究」（佐藤純一），「医療と人類学を架橋（ブリッジ）する学問」（池田光穂）と定義されています．

　病気概念については，医療人類学では「疾病」（disease）と「病気」（illness）の二つに分けて捉えることが多いことから，以下に両者について紹介します．

　アイゼンバーグは病気と疾病を次のように説明しています．

（1）患者は病気に苦しみ，医師は疾病を扱う．

（2）病気は，生存と社会的機能において価値が減ずる方向への体験である．

（3）疾病は，近代医学の科学的パラダイムからみての，人体器官とシステムの構造および機能の異常である．

　この疾病と病気の二分法による病気概念の文脈は，疾病は病理学的病変，キュア，分析的・科学的医学などを意味し，病気は病人，ケア，患者中心の医学，伝統的医療などを意味すると考えられます．言い換えると，疾病は科学的で普遍であり，病気は非科学的で主観的なものになります．

　この二分法は，「病気」か「疾病」かの対立を産むことから，ヤングはこれを克服するために人間が経験する病気経験の総体を病気（sickness）とし，それは病い（illness）と疾病（disease）によると捉えました（**図 2-2**）．なお病いは，普通の人が理解し，感じている病気の概念や経験であり，これには癒し（healing）が，疾病は生物医学が定義する患者（病者）への診断のことで，これには治すこと（curing）が対応しますが，患者には分けて対応するのではなく，両方が必要であるということです．

　池田光穂氏はヤングのモデルをヒントに**図 2-3** に示す病気概念を提唱してい

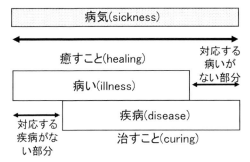

図 2-2　ヤングの病気概念モデル

ヤングは人間が経験する病気経験の総体を病気（sickness）とし，それは病い（illness）と疾病（disease）によると捉えた．そして，病いには癒し（healing）を，疾病には治すこと（curing）を行う．（図は池田光穂の「病いと疾病，Illness and Disease」より引用）

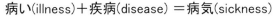

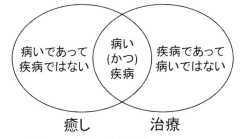

図 2-3　池田の病気概念モデル

池田光穂氏は，ヤングのバンドで示したモデルをヒントに集合論における二つの属性の要素の分類を図式化した．（図は池田光穂の「病いと疾病，Illness and Disease」より引用）

す．この方がヤングの病気概念モデルより理解しやすいモデルです．

　「病気」は病者にとっては「病苦」であり，そのことに寄り添った医療，「癒し」と「治療」を行うことが求められます．すなわち患者中心の医学です．この視点は，ヒポクラテスの「人間愛」と「技術愛」による医療であり，ウィリアム・オスラーが述べたように「医学はサイエンスに基づくアートである」の意に繋がります．

2) タテとヨコの倫理

　ヒポクラテスは「人への愛の存在するところには，また，いつも癒しのテクネー

（ギリシャ語，テクニックのこと）への愛がある.」（ヒポクラテス全集「医師の心得第六節」）と述べ，医療者として大切なことは人間愛と技術愛であることを説きました.

　しかし，医療技術の発達とともに医療における人間愛の比重は低下し，医療技術（診断から治療までを含む）が支配的になったように思われます. そのような状況下で医の倫理が語られるようになりましたが，それは医療者から患者へと上から下に向かうタテの倫理，すなわち，医療は医療者の優しさや思いやりによって支えられるものとする医の倫理でした.

　こうした従来の視点は，慢性疾患のように医療者の一方的な医療行為で治癒しない疾病には必ずしも適さないことがあります. そうした病態には医療者と患者との間に人間的な相互理解と協力が必要になります. また治療経過において障害を残した場合，それは医学的問題よりも人間的な問題となります. すなわち，医療者と患者との関係は「タテの関係」から一人の人間対人間の「ヨコの関係」に再構築することが求められます. したがって，医療者と患者との人間的なかかわりによる関係がより重要となります.

　このように，「治らない・治りにくい病」が疾病構造の中心の時代における医の倫理や医療者と患者との関係が新たに問われることになります.

参考文献

1）高嶋愛里，重野亜久里，井出美晴：第2部倫理とコミュニケーション，3. 専門職としての意識と責任. 厚生労働省医療通訳に関する資料一覧，第2部：倫理とコミュニケーション，2017：95-124.

2）伊藤道哉：生命と医療の倫理学. 第2版，丸善出版，東京，2013.

3）星野一正：医療の倫理. 岩波新書，岩波書店，東京，2002.

4）森岡恭彦：インフォームド・コンセント. NHKブックス，東京，1995.

5）水野　肇：インフォームド・コンセント. 中公新書，中央公論社，東京，1990.

6）中川米造：医の倫理. 玉川大学出版部，1977.

7）日本医師会：医師の職業倫理指針第3版，2016.

8）慶応義塾大学病院：医療従事者の職業倫理. http://www.hosp.keio.ac.jp/about/policy/rinri/shokugyo_rinri.html

9）池田光穂　解説：病いと疾病，Illness and Disease, http://www.cscd.osaka-u.ac.jp/user/rosaldo/070523illness.html

10）大槻真一郎：ヒポクラテス医学の人間と技術—この医学派の人間愛と技術愛の意味す

るもの―. 医学哲学医学倫理, 1988；6：91-102.

第3節　プロフェッショナリズムと鍼灸医療 ―――――――◇ ◇ ◇

　　　　プロフェッションとは何かを踏まえ，医療分野におけるプロフェッショ
　　　　ナル及びプロフェッショナリズムの内容について述べるとともに鍼灸医
　　　　療，鍼灸師のプロフェッショナリズムの重要性，必要性を示します．

1. プロフェッションと専門職

1) プロフェッションの起こり

　プロフェッション（profession）の意味は，一般的には専門職と理解されていま
す．プロフェッションという用語は，プロフェス（profess）を語源としています．
プロフェスは，「（神に対して信仰を）告白・宣言する」という意味のラテン語に由
来し，フランス語の profes を経由して取り入れられたと考えられています．その
名詞形である profession も宗教的儀式における告白・宣言という意味を表します．

　プロフェッションが「専門職」の意味を持ち始めたのは，15世紀のはじめ頃に
「修練を積んだと宣言した職業」という意味で使用されるようになってからです．
中世ヨーロッパでは，キリスト教文化の下，社会の利益（公共の利益）に貢献する
ということを神の前に誓う行為こそがプロフェスであり，それを行って初めて社会
的に認知された職業人になれるとされ，その職業をプロフェッションと呼ぶように
なりました．

　その職業とは，医師，法曹（弁護士）および聖職者（神父等）といった職業でし
た．さらにこれらに大学教授，会計士，建築士が加わりました．これらの職業は人
の人生に何らかの影響を及ぼすことから，高度な専門性と高潔な倫理を持つことが
求められました．

　その後，19世紀末から20世紀初頭において，産業化の進展とともに専門的知識
や科学技術・スキルが重視されるようになり，そうした職業が職業的プロフェッ
ショナル（Occupational Profesional）へと変化して行きます．それが新興プロ
フェッションです．

　亀山は，プロフェッションを伝統的プロフェッションと新興プロフェッションと

表2-1　伝統的プロフェッションと新興プロフェッション

伝統的プロフェッション	新興プロフェッション
医師，弁護士，聖職者，大学教授，会計士，建築士	自然科学者，社会科学者，工学技術者，IT技術者，薬剤師，ソーシャルワーカー，カウンセラー，司書，アナリスト，デザイナー，経営コンサルタント，ジャーナリスト，教師，芸術家

亀山が作成した表の伝統的プロフェッションの中に聖職者を加えた．
（亀山　哲：企業内プロフェッショナルのキャリア形成‐知的財産管理と企業法務分野から，第1章より改写引用，2016．）

に分けました（**表2-1**）．例えば新興プロフェッションに属するアナリスト，コンサルタント，ジャーナリストなどのように学際的・複合的な知識を用いて働く専門職は，伝統的な専門職とは異なる性質のものです．このように社会の在り方が変容し，多様化，複雑化すればするほど職業的プロフェッションは増えていきます．なお**表2-1**で示したプロフェッション（専門職）には，共通した特性があります．これらを要約すると「高度な技術と知識によってクライアントの依頼事項を適える職業」であり，それは「職業における使命と規範」によって行われるということです．

2）プロフェッションの定義

　プロフェッション（専門職）について，Cruessらは「複雑な知識体系への精通，および熟練した技術の上に成り立つ労働を核とする職業であり，複数の科学領域の知識あるいはその修得，ないしその科学を基盤とする実務が，自分以外の他者への奉仕に用いられる天職である．そして，その構成員は，自らの力量，誠実さ，道徳，利他的奉仕，および自らの関与する分野における公益増進に対して全力で貢献する意志を公約する．この意志とその実践は，プロフェッションと社会の間の社会契約の基礎となり，その見返りにプロフェッションに対して実務における自律性と自己規制の特権が与えられる．」と定義しています（野村訳：健康保険制度における「プロフェッションの自律」，2002）．

　その他にも様々な定義がありますが，専門職と言われる職業がもつ特性として，野村は社会学的な観点から次の8項目を挙げています（**表2-2**）．これに「試験により資格が与えられる」（権威）が加えられることもあります．

2. 医療分野のプロフェッショナルとは

“あの人はプロフェッショナルだ”，“あの協会はプロフェッショナルな会だ”と言ったように，プロフェッショナル（Professional）とは，専門職の当事者（専門職個人）や専門職集団を指して言います．

特に医師について，「CanMEDS 2005 Framwork」（2005年）には，プロフェッショナルとして医師は倫理性や専門職としての自己規制，高い行動規範をもって，個人や社会の健康にかかわるべきと明記されています．その要件に，医師のコンピテンシー（成果に繋がる行動特性）として，①コミュニケーター（患者医師関係を構築できる），②協力者（チーム医療の一員），③マネージャー（チーム医療を組織・管理できる），④学者（医学的知識を学習・適用できる），⑤健康増進の提唱ができる，⑥プロフェッショナルである，の6項目を挙げ，これら6項目を体得している医師をエキスパート（熟練者）としています．したがってエキスパートとは，熟練した医師ということです．

プロフェッショナルな医師をはじめとした医療職には，そのことに取り組むことが強く求められています．つまり医のプロフェッショナリズムです．

医師のコア・コンピテンシーについては，国によって多少違いがあり，必ずしも統一されている訳ではありませんが，上記の6項目については概ね共通しています．

表2-2　専門職の特性

(1) その活動が公共への奉仕を指向しており，他者のための奉仕を目指す職業である．（奉仕的方向付け）
(2) 抽象的知識体系についての長期にわたる特殊な訓練が行われる．（体系的理論）
(3) 自らの能力の維持向上に生涯努める．（訓練）
(4) その地位を法的ないし社会的に承認されている．（社会契約）
(5) 後進の育成に責任を持つ．
(6) 職場を超えた同職者による組織を形成する．（団体）
(7) 倫理綱領を持ち，行動を自己規制する．（倫理）
(8) 報酬が組織化されており，報酬の多寡がその成功を測定する基準とはされない職業である．

表の内容は，「野村英樹：専門職の倫理-プロフェッショナリズム　その期待と責務，理学療法，2015：42（8）：730-731.」より改写引用

3. 医療分野のプロフェッショナリズとは

　プロフェッショナリズム（Professionalism）に関する定義は，あいまいで明確なものはないようですが，専門職に従事している専門職人の固有の職業的活動への取り組み，ないしその遂行に関する共有の志向を意味します．

　つまりプロフェッショナリズムとは，専門職に関する行動やプロセスを意味し，具体的には上述した Cruess らのプロフェッションの定義および専門職の特性（**表 2-2**）で示したことへの取り組みであり，「CanMEDS 2005 Framwork」の医師のコンピテンシーの修得になります．

　医療分野では，Arnold と Stern（2006 年）は，臨床能力，コミュニケーション技術（能力），倫理的・法的理解の土台の上に立つ 4 本柱（①卓越性，②人間性，③説明責任，④利他主義）でプロフェッショナリズムの神殿を支えている図を示しています．これでもってプロフェッショナリズムを定義づけようとしました（**図 2-4**）．

　しかし，Arnold と Stern らの提唱したプロフェッショナリズムの定義は内容が広く共通の基盤で論じにくいことから，欧米内科 3 学会・組織合同は，「新ミレニアムにおける医のプロフェッショナリズム：医師憲章」（2002 年）を作成し，具体的な原則と責務を提示しました．憲章の 3 つの原則と 10 の責務は，**表 2-3** に記す

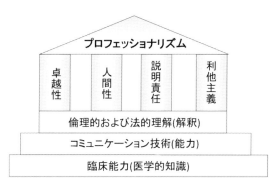

図 2-4　プロフェッショナリズムの定義（要素）

Arnold と Stern は，臨床能力，コミュニケーション技術（能力），倫理的・法的理解の土台の上に立つ神殿の 4 本柱（①卓越性，②人間性，③説明責任，④利他主義）でプロフェッショナリズムを支えている図を示してプロフェッショナリズムを定義づけようとした．
（大生定義：プロフェッショナリズム総論，特集「医のプロフェッショナリズム」，京府医大誌，2011：120（6）：395-402．より作図）

表 2-3　新ミレニアムにおける医のプロフェッショナリ
　　　　ズム：医師憲章

【3つの原則】
①患者の福祉優先の原則
②患者の自律性（autonomy）に関する原則
③社会正義（social justice，公平性）の原則

【10の責務】
①プロフェッショナルとしての能力に関する責務
②患者に対して正直である責務
③患者情報を守秘する責務
④患者との適切な関係を維持する責務
⑤医療の質を向上させる責務
⑥医療へのアクセスを向上させる責務
⑦有限な医療資源の適切配置に関する責務
⑧科学的な知識に関する責務
⑨利害衝突に適切に対応して信頼を維持する責務
⑩プロフェショナルの責任（人材育成）を果たす責任

（齋藤宜彦・監修：臨床研修に今日から活かせる指導医
ESSENCE，NO3，第一三共株式会社より）

通りです．

　「新ミレニアムにおける医のプロフェッショナリズム：医師憲章」は，多くの国で承認されました．その後，Jefferson医科大学が「医師憲章」の10のプロフェッショナリズムの要素を圧縮し，①患者への共感，②チームとしての医療従事者間の協力，③生涯学習の3つの要素に整理しました（2006年）．まさにコアとなるプロフェッショナリズムの要素です．

　かつてウィリアム・オスラー（1849-1919）は，「医学はアートであり，取引ではない．使命であって商売ではない．その使命を全うする中で，あなたはその心を頭と同じくらい使うことになる」と述べています．つまり医学・医療とは使命であり，医師には科学性と人間性の両面が求められます．そして現代では，それらに加えて社会との契約による「社会に対する説明責任」が求められます（図2-5）．

　上述したようにプロフェッションは，専門的な知識及び技術（質保証），誠実さ，道徳心，利他的奉仕，および自らの関与する分野における公益増進に対して全力で

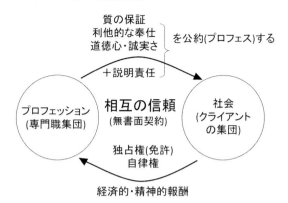

図 2-5　プロフェッションと社会との間の契約（社会契約）

個々の専門職およびその集団は，専門的な知識及び技術（質保証），誠実さ，道徳心，利他的奉仕，及び自らの関与する分野における公益増進に対して全力で貢献する意志を公約（プロフェス）する．この意志と実践は，プロフェッションと社会との間の社会契約の基礎となり，その見返りにプロフェッションに対して実務における独占権，自律権等の特権が与えられ，社会から尊敬される．

（野村英樹：専門職の倫理―プロフェッショナリズム　その期待と責務―，理学療法学，2015：42（8）：730-731．より改写引用）

貢献することを公約（プロフェス）することになります．その意志と実践はプロフェッションと社会との間の社会契約の基礎となり，その見返りにプロフェッションに対して実務における特権（独占権，自律権等）が与えられ，社会からも尊敬を受けることになります．それは無書面による社会契約となります．

　医療分野において医師をふくめた医療従事者に求められるプロフェッショナリズムのコアの要素は，時代が異なっても大きくは変わらないものです．勿論，社会や文化の影響を受けて変わるもの，あるいは付け加えられるものがあり，現代では**図2-5**で示したように社会との契約による「社会に対する説明責任」が求められます．

4.　鍼灸医療のプロフェッショナリズム

　鍼灸師のコンピテンシーの要件として，医師の 6 つのコンピテンシー（①コミュニケーター，②協力者，③マネージャー，④学者，⑤健康増進の提唱ができる，⑥プロフェッショナルである）が概ね当てはまります．これらを鍼灸師向けに変換すると下記のようになります．

1）コミュニケーター（患者施術者関係を構築できる）

コミュニケーターとしてのスキルは，益々必要かつ重要になります．超高齢少子社会の到来，ストレス社会の進展等により，あらゆる社会階層においてコミュニティの崩壊が進みつつあります．そうした中で人間そのものが病む時代（心の病の時代）に移りつつあります．そうなればコミュニケーターとしての役割がより重要になります．鍼灸師は，診療の特色（診察から治療，評価に至るすべてを1人で担当することが多い）からいって，他の医療者よりも患者とのバーバルコミュニケーション及びノンバーバルコミュニケーションの機会が多くなります．それだけに良いコミュニケーションスキルを持つことが求められます．

2）協力者（チーム医療の一員）

地域医療の一員として，あるいは地域包括ケアの一員として参加し，協力することが大切です．進展する超高齢社会において地域包括ケアは益々必要であり，その重要度が高まっています．地域の医療連携に参画し，チームの一員として地域の医療を支えることが必要です．決して地域医療，あるいは地域包括ケアの中で孤立化することがないようにしなければなりません．

人口構造（少子高齢化）や社会構造（IT社会，第4次産業）の変容に伴って疾病構造は大きく変わります．高齢疾患や心の病が増えます．これらの病態は"治らない，治りにくい"ことを特徴としています．それだけに一元的医療システムだけでなく，伝統医療や補完代替医療，それらを統合した新しい医療（統合医療）が必要になります．つまり各種の医療従事者相互の理解と協力，及び連携が必要であるということです．当然ながら自分の職種の専門性とともに他の医療職と協力できる能力と技能が問われます．チームのメンバーは現代西洋医学を理論的基盤とした医療職ですので，鍼灸医療の意義と有用性等を理解してもらうには，分かりやすく，しかもエビデンスに基づいて説明できる能力と臨床力が求められます

3）学者（東西の医学的知識を学習・適用できる）

ここでいう学者を鍼灸師として捉えると，東西医学の知識を学習し，臨床に適用できるように研鑽することが求められます．つまり専門職としての心構えと言うこ

とになります．常に新しい学術に関心を持ち，新しい知識を吸収し，臨床に応用する取り組み，すなわち生涯学習の態度を身に付けることが求められます．

4) 健康増進の提唱ができる

受療者（患者も含めて）への健康増進に関する生活指導は必要不可欠であり，その能力が求められます．病気を治療することは必要ですが，より重要なことは健康維持・増進，病気にならない体づくりを支援することであり，本格的な病態に進展しないように未病治を実践することです．病気の治療においては，鍼灸臨床では慢性疾患を多く扱うことから，患者自らが治療者として参加するよう指導することも重要です．言い換えれば患者のコンプライアンスを高めことが重要です．

5) プロフェッショナルである

鍼灸師という職業がプロフェションである要件を満たしているかといえば，**表2-2** の専門職の特性の8項目から検討したところ，(3) 自らの能力の維持向上に生涯努める（訓練），(5) 後進の育成に責任を持つ，(6) 職場を超えた同職者による組織を形成する（団体）の項目が不十分です．

平成30年度（2018年度）では，就業しているはり師は121,757人，きゅう師は119,796人で，毎年5〜7%ずつ増えています．しかしながら専門職集団の1つである日本鍼灸師会に入会している鍼灸師は全国で約4,500余名（2020年）と約4%の加入率で，極めて少ない状況です．また文部科学省が認めた学術団体の全日本鍼灸学会の正会員数は2,237名（2022年），学生会員・学校学生会員などを加えても3,697名（2022年）で，これも極めて少ない状況です．

現状においては，大多数の鍼灸師は専門職集団（業団），および学術団体（学会等）に所属していません．専門職の特性（**表2-2**）に照らして検討すると，鍼灸師という職業はプロフェッションとは言い難い状況にあります．日本鍼灸師会や全日本鍼灸マッサージ師会，全日本鍼灸学会等は「倫理綱領」を制定し，研修制度により鍼灸師の資質向上に努めています．これらの業団や学術団体に所属している鍼灸師はプロフェッショナルと言えます．しかし，極めて少数です．

なぜ，こうした状況であるかと言えば，根底には鍼灸師としてのプロフェッショナリズムの欠如が関与しているのではないかと考えられます．上述したようにプロ

フェッショナリズムとは，専門職に関する行動やプロセスを意味します．具体的には，**表2-2** の専門職の特性（(1)～(7)）を実践することであり，**表2-3** の「新ミレニアムにおける医のプロフェッショナリズム：医師憲章」の3つの原則と10の責務（⑦以外の責務）を全うするよう精進することです．そして，これらのプロフェッショナリズムを通して，社会契約による説明責任を果たすことです．しかし，多くの鍼灸師は，このような意識が希薄のようです．

　この現状を変えるには，鍼灸師を養成する教育機関においてプロフェッショナリズムに関する教育を強化する必要があります．それには講義だけでなく，実習及び臨床実習においてもプロフェッショナリズムを継続的に実施することです．加えて業団，学術団体の存在意義，及び加入することの必要性について説明することが求められます．

参考文献
1) 波頭　亮：プロフェショナル原論．ちくま新書629，筑摩書房，東京，2006．
2) 日本医学教育学会　倫理・プロフェショナリズム委員会：医療プロフェッショナリズム教育【理論と原則】．リチャード・クルーズ，シルビア・クルーズ，イヴォンヌ・シュタイナー編著，日本評論社，東京，2012．
3) 若色信悟：FP職業倫理—その活動領域と守るべきルール—．株式会社セールス手帖社保険FPS研究所，2015．
4) 長尾周也：プロフェッショナリズムの研究—（1）プロフェションおよびプロフェショナル—．大阪府立大学経営研究，1980；25（1）：18-49．
5) 大生定義：プロフェッショナリズム総論．京府医大誌，2011；120（6）：395-402．
6) 大生定義：プロフェッショナリズムとは．臨床神経学，2012；52（11）：1024-1026．
7) 野村英樹：専門職の倫理．理学療法学，2015；42（8）：730-731．
8) 野村英樹：プロフェッショナリズムの本質：利他主義と社会契約を理解する．日本内科学会雑誌，2011；100（4）：1110-1120．
9) 山本武志，河口明人：医療プロフェッショナリズムの概念の検討．北海道大学大学院教育学研究院紀要，2016；126：1-18．

第4節　医療の質・医療サービスの質と鍼灸医療　◇　◇　◇

　　近年，医療の質への関心が高まっています．質の高い医療とは，患者の福祉を最大化する医療とされていますが，このことについて医療者側と

サービス・マーケティング研究者とで多少の違いが見られます．また，医療サービスの質については，医療満足度，患者満足度の視点から評価され，患者中心の医療を核として，安全性，有効性，効率性などの項目があげられています．このように現代西洋医学においては，医療の質，医療サービスの向上に向けた取り組みが行われています．このことは鍼灸医療においても必要であり，現代西洋医学における医療の質，医療サービスに関する知見をもとに鍼灸医療の質とサービスを高めることが必要です．

1.　医療の質に対する患者の視点

医療の質と医療サービスの質について，色々と議論されています．これまでは診療の質や方法等に焦点を当てた「医療の質」に関する議論が中心でしたが，近年，サービス・マーケティングの観点から医療の質との関連で医療サービスについても議論されるようになってきました．それは医師や看護師らの医療者との対人関係や仕事ぶりを医療サービスとして捉え，その質（サービス・クオリティ）に関心が高まってきたからです．このことは，いうなればステークホルダーである患者の視点を重視しようということです．

質の高い医療については，「治療の全過程で期待しうる効果と予測しうる損失とのバランスのうえでもたらされる患者の福祉（patient welfare）を最大化できる医療」（アベディス・ドナベディアン，Donabedian, 1919-2000），あるいは「生活の質の改善および/または生命の長さの管理に確実に貢献する医療」（アメリカ医学協会）といった説明がみられます．また米国の Institute of Medicine の研究者らが「個人や集団を対象に行われる医療が望ましい健康状態をもたらす可能性の高さ，その時々の専門知識に合致している度合い」であるとし，EBM による医療を質の高い医療としています．

このように患者の福祉の最大化，あるいは生活の質と健康寿命の延伸，望ましい健康状態をもたらす可能性の高さに貢献する医療が，質の高い医療ということになります．これらには医療者と患者側の両者の視点に量的な違いはあるものの，両者の視点が混在しているように見受けられます．

2.　医療の質について

医療の質について，それを評価する項目として，ドナベディアンが提唱した①構

表2-4　構造・過程・結果の項目

構造	・物理的な構造・施設・設備 ・総合的な組織特性（運営母体や臨床研修指定の状況など） ・管理組織（理事会状況や管理者の特性など） ・スタッフ組織（資格・医療者数・教育機能など） ・財政と関連事項（宿泊施設・料金の支払い源など） ・地理的要素（距離・周辺状況など）
過程	・スクリーニングと疾病発見行動（典型的な処置など） ・診断（診断精査・妥当性確認など） ・治療（予防管理と監視・手術など） ・患者紹介 ・医療の整合性と継続性
結果	・健康上の結果 ・満足（患者の満足・医療者の満足）

造（structure），②過程（process），③結果（outcome）の3項目が有名です（**表2-4**）．

　1つ目の「構造」は，医療を提供するのに必要な資源，すなわち医療施設や医療機器，医療者の種類や人数などです．2つ目の「過程」は，医療者が患者に行う一連の診療や看護のプロセスのことであり，3つ目の「結果」は診療と看護により得られる患者の健康と満足（患者および医療者の満足）のことになります．

　これまでは医療の質として「構造」が主要項目として捉えられてきましたが，近年は「過程」，「結果」にも関心が向けられています．

　「過程」と「結果」を評価するものがクリニカル・インディケーター（臨床評価指標）です．しかし，クリニカル・インディケーターは救命率や生存率などの急性期医療の質を評価するものであり，慢性期医療の質を評価することには適切でないと指摘されています．そうしたことから慢性期医療のクリニカル・インディケーターが作成されましたが，いずれのクリニカル・インディケーターの内容も専門的であることから患者側が適切に評価することはできません．両者とも，望ましい医学的アウトカムが得られている，提供される医療がEBMによるものか，といった専門的評価が中心になっているからです．つまりそれは医療と言う特殊性ゆえに医療者と患者において医療情報の非対称性が大きいことによります．

　唯一，患者が医療の質の評価に関わることができるのは，医療のステークホル

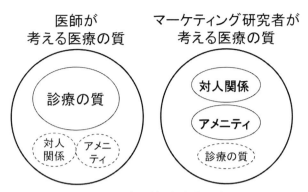

図 2-6　医療の質の捉え方の違い

医師の考える医療の質は診療の質を重視するのに対して，サービス・マーケティングの研究者は対人関係，アメニティを重視する．前者は技術的要素が主であるのに対して，後者は人間的要素が主である．（冨田健司：文献5より引用）．

ダー（利害関係者）として医療満足度（患者満足度）を評価することです．この点については，ドナベディアン（1966年）は，「患者の健康と満足を達成しているかどうかが，医療の質の究極の指標である」と述べています．このドナベディアンの視点は，サービス・マーケティングに通じるものです．

　図 2-6 は，医師とマーケティング研究者の考える「医療の質」の相違を示したものです．図に示すように医師の考える医療の質は診療の質を重視するのに対して，サービス・マーケティングの研究者は対人関係，アメニティを重視します．前者は技術的要素が主であるのに対して，後者は人間的要素が主です．

　しかし，両者の相違は，疾患の状況によって異なってくるものであり，両者の「医療サービスの質」の捉え方にもよります．

3. サービスについて
1）サービスとは

　レビット（Theodore Levitt）は，「本来，サービス業というものは存在しない．サービスが占める割合には差があっても，どんな産業もサービスを行っているからだ」と述べています．またサービス・サイエンス（サービスについての研究を行う新しい学問）では「すべての産業はサービス業である」と定義しています．これらの視点に従えば，医療もサービスであることは確実です．

　一般的にサービスとは，「一連の行為やパフォーマンス，経験などを個人あるいは組織が提供し，他者への利益をもたらすもの」であるとされています．また「人の組織に役立つ活動そのもので，市場の取引の対象となる活動のこと」とも記されています．言うなればサービスは，生活上の必要性を充たすこと，また市場の取引の対象になるということです．

　その意味からも医療はサービスになります．しかも医療サービスにおいては，「誰かのために何かを行うこと」「他者の助けになること」などの精神性が医療者に求められます．端的には「奉仕」をもって他者（患者）への利益をもたらすことになります．医療サービスでは，この点がより強調されることから，それは医療倫理とも関わってきます．

2) サービスの分類について

　ここでサービスの分類を図2-7に示します．この図はラブロック（Loverock, 1983）がまとめたもので，サービスの対象を「人」と「所有物」に分け，人においては「人の身体へのサービス」と「人の心に向けられたサービス」に分けています．

　ラブロックの分類では，医療はAの「人の身体へのサービス」に割り当てられ

A （人の身体へのサービス）	（所有物へのサービス） B
・交通機関 ・医療 ・宿泊　・飲食 ・エステティック ・スポーツクラブ ・理美容　・葬祭	・モノの輸送　・修理・安全 ・倉庫、貯蔵 ・清掃　・衣服のクリーニング ・給油 ・廃棄物処理 ・庭園管理
（人の心に向けられたサービス）	（無形資産へのサービス）
・広告、宣伝 ・エンターテイメント ・放送 ・コンサルティング ・教育　・カウンセリング D ・宗教	・会計　・銀行業務 ・情報処理　・保険業務 ・法律サービス ・プログラミング ・調査 ・投資顧問　　　　　　C

図2-7　サービスの分類（ラブロック）

ラブロックの分類では，医療はAの「人の身体へのサービス」に割り当てられているが，Dの「人の心に向けられたサービス」にも割り当てられる．それは，医療は有形の働きであるとともに無形の働きでもあるからである．

ていますが，Dの「人の心に向けられたサービス」にも割り当てることができます．それは，「奉仕」の精神をもって他者（患者）への利益をもたらすことから，医療は有形の働きであるとともに無形の働きでもあるからです．

　しかしながら医療においては，結果の質（治療の成果）を重視するあまり，患者を機械論的に捉えてしまうとBの「所有物へのサービス」に陥ってしまうことになることもあり，そうならないようにすることが重要であると指摘されています．

4. 品質管理の視点からみた医療サービスについて

　医療もサービス業です．しかも有形と無形のサービスの提供が求められます．そうであれば医療サービスの質については，他のサービスと同様に品質管理の観点から捉えることも必要ではないかと思います．

　品質管理は，顧客の要求する製品を経済的・効果的に設計して生産・販売し，顧客に安心とともに満足してもらうために必要とされる基本的なこととされています．この観点から言えば「患者が求める医療サービスを効率的・効果的に提供して，その過程，結果のすべてにおいて患者の安心と満足とを得ること」ができる医療が質のよい医療であり，医療サービスということになります．

　米国医療の質委員会（The Committee on the Quality of Health Care in America）では，医療の質を高めるために改善すべき項目として，①安全性，②有効性，③患者中心志向，④効率性，⑤適時性，⑥公正性の6項目を挙げています（**図 2-8**）．①～③については，安全で有効な医療を患者中心の医療として提供することを指します．④～⑥については，医療におけるあらゆる無駄を省き（効率性），待ち時間や診療の遅れがないように行い（適時性），性・民族・居住地・社会経済的地位を

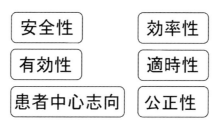

図 2-8　医療の質を高めるために改善すべき項目
（米国医療の質委員会/医学研究所：医療の質-谷間を超えて21世紀システムへ．日本評論社，2002年より作図）

理由に受けられる医療が異なることがないようにすること（公正性）を指します．

　国民皆保険制度の日本では，公正性の項目は該当しませんが，上記の項目についての改善は，医療の質を高めるとともに医療サービスの質向上にもつながります．

5. 医療の質と医療サービスは医療の両輪

　表2-4に示したように医療の質の評価項目は，「構造」「過程」「結果」ですが，これらの項目の多くは医療サービスの質向上に関わる項目でもあります．図2-6の通り医師とマーケティング研究者間では，診療の質を重視するのか，対人関係・アメニティを重視するのかの相違がありますが，患者の視点から言えば，いずれの項目も同じように重要です．

　臨床の現場では，患者の状況によって，それぞれの項目のウェイトが異なります．急性疾患と慢性疾患の患者への対応が異なるように，医療の質及び医療サービスの質は変わってきますが，目指すところは質の高い患者中心の医療です．

　医療サービスといった場合，「誰かのために何かを行うこと」「他者の助けになること」などの精神性が強調されがちですが，安全性，有効性，効率性，適時性において質の高い医療と一緒に行われてこそ，真に患者中心の医療を展開することになります．つまり質の高い医療と質の高い医療サービスは医療における両輪であり，両者は相互に補完し，一体となった医療が患者中心の医療です．

6. 鍼灸医療における医療の質と医療サービス

　鍼灸医療の質及び鍼灸医療サービスについて考えてみました．

　医療の質の評価項目は「構造」「過程」「結果」ですが，ここでは医療の質を高めるために改善すべき項目（①安全性，②有効性，③患者中心志向，④効率性，⑤適時性）の観点から鍼灸医療の質について検討しました．

1) 安全性について

　「第1章7. 1)鍼灸医療の安全性について」で示したように，鍼灸医療の安全性は，極めて高いと言えます．全日本鍼灸学会学術研究部安全性委員会の報告（update 2020.4.18）によると，総治療回数14,039回のうち有害事象の発生は847件（6.03％）でした（p38,39参照）．

　報告された有害事象はほとんどが軽傷で一過性のもので，気胸や感染症などの重篤な有害事象は認められませんでした．「鍼灸医療安全性ガイドライン」に基づく標準的な鍼治療では，重篤な有害事象が発生する可能性は極めて低いと言うことです．しかし，安心はできません．それは次のエピソードに象徴されます．

　「読売巨人軍の澤村拓一投手が鍼治療で長胸神経麻痺が生じた可能性がある」との報道（9月10日，2017年）に，多くの国民は鍼灸治療に対して不安を抱いたことと思われます．状況的には，1症例であること，しかも鍼治療が原因か他の外的要因によるものなのかが不明であったこと，などから鍼治療による有害事象と確定された訳ではないにもかかわらず，大きな話題になりました．受療者が有名人であったとしても，これだけ大々的に報道されたことは，鍼灸医療に対する社会的な厳しい評価の現れと考えざるを得ません．鍼灸治療は極めて安全であっても安心できない医療という，レッテル化が拡散することが最も心配されます．

　したがって，鍼灸医療の質を高めるためには，高い安全性を確保するだけでは駄目で，安心・安全な鍼灸医療であることを認知してもらうことが必要です．それには，1人ひとりの鍼灸師が絶対に重篤な有害事象を出さないことに尽きます．1人の鍼灸師が起こしたことであっても鍼灸界全体の問題に転換されてしまうところに，鍼灸医療に対する社会的評価の一端を見ることができます．

2）有効性について

　鍼治療の有効性については，それを裏付けるエビデンスが求められます．そのエビデンスとはランダム化比較試験（RCT：randomized controlled trial）によるエビデンスで，さらにそれらによるシステマティック・レビューやメタアナリシスによる検証です．こうした手法により鍼治療が有効であることが検証できれば，「鍼は効く」と認められることになります．

　これまでは，「鍼をしたら腰の痛みが軽減した．したがって鍼は腰痛に効く．」といった三た論法（やった，治った，効いた）でしたが，この論法はまったく通用しません．鍼の有効性を納得してもらうにはRCTによる臨床試験が必要とされます．

　RCTの基本は，介入群と対照群（無治療，シャム鍼，偽鍼など）のランダム割り付けによる臨床試験です．その目的はプラセボ効果を除外し，介入の効果（特異的効果）を検出しようとするものです．例えば薬剤の有効性では，本物の薬と偽薬

との比較を行い，偽薬によるプラセボ効果を除外し，本物の薬の効果を検出するものです．同様に鍼治療の有効性を検証する場合も偽薬に相当する対照との比較が必要になります．

しかし，鍼治療は薬とは異なります．薬の場合，本物と偽薬の色・形・味・形状等を同じにすることができます．したがって二重盲検（double blind test）ができるのですが，鍼の場合，そう簡単ではありません．

また鍼治療においては，病証に基づいた鍼治療（随証療法，弁証論治等）では，同病異治といって同じ疾病であっても治療の内容が異なります．逆に異病同治といって疾病が異なっても治療は同じということがあります．さらに治療穴は，すべて同じではなく，受療者により異なることがあります．こうしたことから現代西洋医学の疾病に対する鍼の有効性を検証することは，とても厄介で難しいことになります．

基本的には個別治療が鍼灸医療の特色ですので，決められたプロトコールにそって治療をすることは臨床現場ではほとんどありません．そういったことからRCTによる臨床試験を鍼の臨床試験として適用させにくいところがあります．結論的に言えばRCTによる臨床試験を重ねたとしても鍼灸医療の特色である個別治療の有効性，有用性を検証することは困難なように思われます．ではどうすればよいのかと言えば，鍼灸医療の治療における特色を検出できる臨床試験の方法論を確立することです．例えばN of oneといった一事例研究法（単一事例研究法）が有力な臨床試験になり得る可能性が高いです．しかし，系統的事例研究による効果を検証するには多くの事例研究が必要であり，この研究法も簡単ではありません．

いずれにしても日本の鍼灸医療の実情を踏まえると個人開業が圧倒的に多いことから事例を集積することが困難です．また医療機関で鍼灸医療ができないこと等を考慮すれば，診断や病態が確定した一定の症例数を集めてRCTによる臨床試験を行うことは現実的には極めて難しいです．

そのようなことから鍼治療の有効性についてEBMを踏まえて発信するとすれば，コクラン・レビューの報告に頼るしかないのが現状です．**表2-5**にコクラン・レビューによる鍼治療のシステマティック・レビュー（SR）の一覧を示します．鍼治療が「効果あり」と判定された疾患や病態は多くはありませんが，これらの多くは薬物との比較であり，薬物療法に比して鍼治療は有効であったということです．

表2-5　コクランによる鍼灸治療のシステマティック・レビューの一覧

	疾患名・症状		疾患名・症状		疾患名・症状
1	線維筋痛症	15	注意欠陥過多動性障害	29	嚥下障害（急性脳梗塞後）
2	生殖補助医療（ART）	16	近視	30	ムズムズ脚
3	外傷性脳損傷の急性リハビリ	17	禁煙	31	てんかん
4	腰痛	18	子宮内膜症	32	血管性認知症
5	低酸素性虚血性脳症	19	労働者の痛み管理	33	コカイン依存症
6	緑内障	20	月経困難症	34	頸部疾患
7	ホットフラッシュ（更年期）	21	多嚢胞性卵巣症候群	35	脳卒中リハビリ
8	腹圧性尿失禁	22	関節炎	36	化学療法による嘔吐
9	過敏性腸症候群	23	うつ	37	肩痛（短期）
10	流行性耳下腺炎	24	ベル麻痺	38	関節リウマチ（短期）
11	不眠	25	子宮筋腫	39	急性脳梗塞
12	骨盤位	26	片頭痛	40	統合失調症
13	癌性疼痛	27	緊張型頭痛	41	慢性喘息
14	自閉症スペクトラム障害（ASD）	28	嘔吐	42	肘痛

　　□効果的と判断　　■有効だが効果的とまで言えない　　□結論が導けない

（伊藤和憲，齊藤真吾：鍼の臨床研究の現状．鍼灸臨床最新科学―メカニズムとエビデンス，川喜田健司・矢野忠・編著，医歯薬出版，東京，2014，p18-22．より作表）

　一方の「結論が導けない」が最も多く，これは結果の異質性（メタ解析の結果のバラつき具合）が高いことによります．対照群として偽鍼（シャム鍼），無治療，薬物療法，待機群等と様々な対照群が設定され，鍼治療群が効果的であったとしても，それぞれのSRで報告された結果の全体像と必ずしも一致するとは限りません．

　なお，本物の鍼治療と偽鍼治療［非経穴部への刺鍼，皮膚への接触で刺さない鍼（鍉鍼），浅鍼等］との比較で有意差が認められなかったものについて，両者ともに鍼治療後に効果があったものの，両者間で有意差が認められなかったとする論文が多いのです．偽鍼治療は，偽鍼には効果がないという前提ですから，この場合の効果はプラセボによるものと解釈されます．したがって両者間で有意差が認められなかったということは，本物の鍼治療の効果もプラセボ効果と判断されたことによります．　しかし偽鍼は偽薬とは異なり，まったく不活性ではありません．シャム鍼には皮膚刺激があり，非経穴への刺鍼があります．日本鍼灸では接触鍼があり，切皮程度の浅い鍼も日常的に行われています．したがって多くの論文の偽鍼は，偽鍼

ではなく，鍼治療の範疇と言うことになります．偽鍼と称する多くは，偽鍼ではなく深く刺す，浅く刺す，皮膚接触といったように鍼刺激の相違を比較したものに過ぎません．このことを踏まえて多くの RCT 論文を再評価すれば鍼治療の有効性はさらに増えるでしょう．

しかし，個に応じた鍼灸医療の特色を踏まえた有効性を検証するには，臨床試験の方法論や解析法等の確立を待たなければなりません．

3) 患者中心志向・効率性・適時性について

ここでいう患者中心志向とは，患者の要望に応える医療を提供し，患者の価値観を尊重することとされています．鍼灸医療は，本来的に患者中心志向の色彩の濃い医療です．それは患者の主観性や価値観等の情報を踏まえて診療することを基本としているからです．しかも多くの場合，一人の施術者が診察から治療，評価までを担当します．その間，両者間でのコミュニケーションを通してラポールが形成されます．実際に鍼灸医療の満足度は高い（VAS による評価，有効回答数 1268 名，平均 81.4 ± 13.8）ことが報告されています．満足度に係る因子は，治療効果，施術者の技術評価，施術者の信頼度，施術者の理解度，説明の分かりやすさ，施術者の説明度であり，重回帰分析では，治療効果，施術者の技術評価，施術者の信頼度，診療室の清潔さ，訴えの理解度，尋ねやすさが抽出されたと報告されています（高野道代，福田文彦，石崎直人，矢野　忠：鍼灸院通院患者の鍼灸医療に対する満足度に関する横断研究．全日本鍼灸学会雑誌．2002；52（5）：562-574．）．

このように鍼灸医療では，治療技術に加え，施術者の信頼度，施術者の理解度，説明の分かりやすさといった施術者の要素が満足度を高めていますが，それは 1 人の施術者が診察から治療，評価まで担当することによるものです．しかし，医療的満足度は上がるのですが，効率性は下ります．手による診療ですから一定の時間を必要とします．通常，1 人の患者の診療に 40 分前後かけますが，1 日で診療できる患者数も限られます．果たしてすべての患者に 40 分前後の診療時間をかける必要があるのか，満足度を維持しながらも効率性を上げることを検討する必要があります．

鍼灸医療は，病気予防，健康維持・増進，未病治から病気の治療までを対象としていますが，現状は治療中心です．健康意識が高まっている今日，そして病気予防，健康維持・増進，未病治を鍼灸医療の特色とする観点から受療者のニーズに応

じた診療体系を構築し，提供することがより重要になってきました．

　適時性とは，診療のタイミングです．適切な時期に適切な治療を提供することが医療の基本とされています．鍼灸院等の施術所に来院する患者の多くは，鍼灸施術を first choice することは非常に少ないのが現実です．国民皆保険制度下においては，まず医療機関を受診することは当然のことです．したがって急性疾患等の急性期の患者が来院することはほとんどなく，多くは慢性期の患者であり，しかも通院可能な病態の患者です．

　このようなことから鍼灸臨床における適時性については，検討する余地はあまりありませんが，患者のリスクを最小化するために初診時において鍼灸が適応するか，治療対象となるかの判断をしなければなりません．また治療対象としてもその経過において鍼灸治療の継続が適切か否かの判断は常にする必要があります．鍼灸医療の適時性とは，鍼灸治療の適応と限界を的確に判断することといえます．

　以上が鍼灸医療の質を向上させるための主要な改善項目です．これらの項目は鍼灸医療の質そのものに関わる項目であり，鍼灸界全体に関わる問題です．しかし安全性の項で述べたように，1人の鍼灸師が起こした重篤な有害事象であっても社会的には鍼灸医療の質の問題として捉えられます．このことから1人ひとりの鍼灸師の絶えざる研鑽の総体として鍼灸医療の質を高めなければ社会的に評価されません．もちろん鍼灸医学に関わる教育界，学術団体，業団のそれぞれの使命において鍼灸医療の質向上に向けた改革・改善は言うまでもありません．

　一方，鍼灸医療のサービスの質については，そのステークホルダーである受療者の満足度を指標とすれば，他の医療に比して満足度は高いと言えますが，これらの先行研究は特定の鍼灸師（鍼灸学士）のグループでの結果であり，一般化するにはさらなる調査を必要とします．

　医療の質の向上と医療サービスの質の向上は両輪であり，両者が一体となることでより良い医療を提供することができます．このことは鍼灸医療も同じです．

参考文献
1）米国医療の質委員会/医学研究所：医学ジャーナリスト協会・訳：医療の質―谷間を超えて21世紀システムへ．日本評論社，東京，2002.
2）日本医師会医療政策会議：医療の質とその財源の確保．医療政策会議報告書，2005.
3）田中　亮：医療サービスにおける患者満足の概念モデルに関する研究―欲求の充足に

基づく患者満足モデルの検討―．広島大学大学院社会科学研究科マネジメント専攻，博士論文，2010.
4) 福井次矢：わが国の医学・医療の課題と展望．5. 医療の質：測定の効用．日本内科学会雑誌，2008：97（9）：88-93.
5) 冨田健司：医療の質とサービスの質．同志社商学，2011；1・2：70-82.
6) 近藤隆雄：サービス・マネジメントとは．日本看護管理学雑誌，1999：3（2）：14-20.

第5節　コミュニケーションと鍼灸医療

　　コミュニケーションには，言語と非言語によるコミュニケーションがあり，両者の情報伝達の違いについて紹介するとともに，鍼灸臨床におけるコミュニケーションの要点（阻害因子の要点，良好なコミュニケーションの要点）とその重要性を示します．

1. 2つのコミュニケーション

　コミュニケーションとは，「人と人との間において，考え・感情・態度・行動などを伝達し合うこと」「人間が互いに意思・感情・思考を伝達し合うこと」と定義されています．「伝達」だけであれば，一方向性になりますが，「伝達し合う」ことは，情報を伝えるとともに何かを共有することになります．

　コミュニケーションと言えば，言語を用いたコミュニケーションと捉えがちですが，身振り，手振り，表情，視線，姿勢などを媒介として行われるコミュニケーションもあります．すなわち，言語的コミュニケーション（Verbal Communication）と非言語的コミュニケーション（Nonverbal Communication）です．

　患者が腰に手を当て前かがみになりながら"腰がすごく痛み，伸ばせないのです"と訴える場面を想定してみてください．言葉によって腰痛の程度や性質などを伝える（言語的コミュニケーション）だけでなく，態度や姿勢でもって腰の痛みの程度や状態をも伝えています（非言語的コミュニケーション）．

2. コミュニケーションによる情報伝達

　レイ・バードウィステルによると，2つのコミュニケーションによる情報伝達の割合は，言語的コミュニケーション35％程度に対して非言語的コミュニケーショ

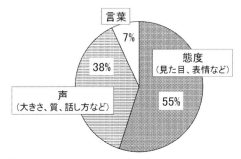

図2-9　メラビアンの法則「7-38-55 ルール」

メラビアンは，「"楽しいね" と言いながら声のトーンは低く，不機嫌な顔をしている」と言った言葉と表情，態度が矛盾している状況では，人はどんな印象を抱くのかを検証した．その結果，言語情報7%，視覚情報55%，聴覚情報38%の割合で印象を受け取ることを明らかにした．これを「7-38-55 ルール」といい，3V（「言語情報 = Verbal」「聴覚情報 = Vocal」「視覚情報 = Visual」）の法則とした．

ン 65%程度と述べています．このことは，日常生活において非言語的コミュニケーションがいかに重要であるかを示します．

　例えばホームランを打った選手を祝福するときに，ハイタッチがよく行われます．言葉による祝福よりもハイタッチという動作の方が祝意を伝えることができるからです．また悲しみに打ちひしがれている友達には，そっと寄り添って背中に手を当てることの方が，友達の心情に共感し，慰めの気持ちを伝えることができます．このように言語的コミュニケーションよりも非言語的コミュニケーションの方が情報の真意を的確に伝達する，あるいは情報を受け取ることができます．

　この点についてメラビアンの実験は，非常に示唆的です．メラビアンは「"楽しいね" と言いながら，声のトーンは低く，不機嫌な顔をしている」といった，言葉と表情，態度が矛盾している状況では，人はどのような印象を抱くのかを実験し，検証しました．その結果，印象を受け取る割合は言語情報7%，視覚情報55%，聴覚情報38%であることを明らかにしました（図2-9）．

　言葉でどんなに「楽しい」と言っていても，態度や表情がつまらなそうであれば，「つまらなそう」と見た目の印象のほうが強く伝わるということです．とかく言語での情報を重視しがちですが，実際は態度（視覚情報）や声の調子や話し方（聴覚情報）等の非言語的な情報で相手を捉え，理解しようとします．

　鍼灸臨床において患者の言葉と表情，態度が矛盾している状況は，しばしば経験

します．鍼灸治療を終えた後，「いかがですか」と尋ねると「楽になりました．ありがとうございました」と患者は答えます．実際に治療効果があれば，治療前に比して表情や声が明るくなります．しかし，治療効果がそれほど感じられなくても施術者への気遣いから「楽になりました」と答える患者がいます．そうした場合は，表情や声は変わりません．

このように言語情報よりも視覚情報，聴覚情報の方が真実を伝えてくれることをしばしば経験します．鍼灸臨床においては，言語情報だけでなく視覚情報，聴覚情報，態度をしっかりと捉えることが重要です．言語情報だけでは，間違った判断をしてしまうことになります．

3．コミュニケーションの阻害要因—鍼灸臨床に即して—

上手にコミュニケーションをはかるためには，コミュニケーションを阻害する要因を知っておくことが大切です．ここでは鍼灸臨床に即して，コミュニケーションの阻害要因について簡単に説明します．

1) 患者を理解したいという反応が示されない場合

患者が病状や治療方針などについて尋ねても，施術者が誠意をもって答えようとしない場合です．初診患者が「なかなか手の"しびれ"がとれないのですが」との訴えに対して，施術者は「じゃ，"しびれ"の治療をしましょう．"しびれ"の治療は簡単ではありませんので，しばらく治療を続けて様子をみてください．」と答えたとします．

この会話では，患者は"しびれ"の原因について尋ねているかも知れません．あるいは"しびれ"の辛さを訴えているかもしれません．また何とかして"しびれ"を軽くして欲しいと要望しているのかも知れません．しかし施術者はその訴えに対して，何を求めているのかを確認せず，治療に入ってしまう．これでは患者の訴えを理解したことにはなりません．患者の訴えに対して，患者は何を知りたいのか，何を望んでいるのかを確認することが良好なコミュニケーションに繋がります．

2) 専門的用語による説明

特に鍼灸診療では，とかく専門的用語を用いて病態や治療方針を説明しがちで

す．先の例では"しびれ"の病態について「肝の血虚ですので肝血を補うように太衝に鍼をしておきます．様子を見て下さい.」

このように鍼灸医学の用語で説明したとしても，患者は単に説明を聞いているだけで，その意味については何も理解できません．

経絡治療や中医鍼灸などの伝統医学的な診療をする場合，専門用語を使っての説明には十分気をつけなければなりません．例示の患者の場合は，鍼灸医学における「肝の臓」の働きを分かりやすく説明し，理解してもらうことが大切です．鍼灸医学の用語は簡単には他の用語に置き換えにくいだけに工夫が必要です．

このことは，現代医学的な診療の場合も同様です．患者に分かりやすく，平易な言葉で説明することです．例示の患者の手（この場合は腕から手にかけて）の"しびれ"の原因が，胸郭出口症候群の斜角筋症候群によるものであれば，「頸から出ている神経は，頸の筋肉の間を通り抜けて手にまで達します．頸にある筋肉が凝って筋肉の間を通り抜ける神経を締め付けるので腕から手にかけて"しびれ"が起こります．そこで神経を締めつけ，圧迫している筋肉の緊張を緩めるようにここに鍼をします.」と体に触れながら説明する，あるいは図を描いて，患者が理解しやすいようにします．こうした分かりやすい説明が患者の信頼感を高め，良好なコミュニケーションの形成に繋がります．

3) 診察時の目線の高さに差がある場合

一般に人と人とが会話する場合，多くは相手の目を見て話します．しかし，医療現場では相手が病に苦しんでいる患者です．相手の目をしっかりと見て話を交わすと，かえって患者を緊張させてしまうことがあります．一方，患者と向き合わず，デスクあるいはディスプレー（電子カルテの場合）に向かって問診をする施術者がいます．このように背を向けたまま施術者から質問されると，患者は不安を感じるだけで，患者と信頼関係を築くのは困難です．

近年は，問診ではなく，医療面接が行われるようになりました．医療面接は，基本的には対話です．患者の訴える苦痛に耳を傾け，病苦を探り，その人にとっての病苦の意味を確かめるために交わされる患者との対話です．したがって，患者と施術者の目線の高さに差がないようにしつつも自然に視線を外すことができ，相手をリラックスさせる位置関係（直角法，90度法が良いとされている）で話ができる

ように配慮することが大切です．そうした位置関係での医療面接は，良好なコミュニケーションに繋がります．

4）診療において適切な対人距離（空間）がとられない場合

対人距離とは，人と人が向き合うときの距離（空間）の位置関係をいいます．アメリカの文化人類学者エドワード・ホール（1914-2009）は，対人距離を以下の4つに大別しています．

- (1) **密接距離**（intimate distance，0〜45 cm）：ごく親しい人だけに許され，相手の身体に容易に触れることができる距離．知らない相手が密接距離に入ってくると恐怖感・不快感を強く感じる．
- (2) **個体距離**（personal distance，45〜120 cm）：親しい友人・恋人・家族などと普通に会話する時に取る距離．相手の表情が読み取れる．
- (3) **社会距離**（social distance，120〜350 cm）：知らない相手や公的な改まった場面で相手と会話する距離．相手の手が届かないため安心できる．
- (4) **公共距離**（public distance，350 cm 以上）：自分と相手との関係が「公的な関係」（講演会など）である時の距離．

コミュニケーションにおいては，距離，対座する方向（正面で向き合う，背を向ける，横並びなど），目の高さなどが問題となります．診察では，個体距離が適切であり，対座する方向は90°の位置関係，目線の高さに差がないようにすることが良いとされています．こうした配慮が良好なコミュニケーションに繋がります．

5）診療室の環境が適さない場合

騒々しい部屋やプライバシーが保てない部屋の構造では，良いコミュニケーションはできません．特に医療では，患者のプライバシーを守る環境が必要です．落ちついて，話ができる話を聴ける空間と雰囲気が必要です．また，できれば椅子への配慮も大切で，ゆったりと落ちついて座れる工夫が必要です．背もたれのない丸椅子では，無意識的に緊張を強いることになります．

6）日常会話の調子

日常会話の調子では，相手の話した事柄に対して，とかく評価したり，解釈した

り，指示を与えたりしていることが多いことから必ずしも適切とは言えません．む
しろ権力の押しつけになることさえあります．

　例えば患者が「鍼はとても良いと聞いていますが，痛いので受けたくありませ
ん．」といった場合，「子どもだって鍼を受けているのですよ．いい大人がそれくら
い我慢できないことはないでしょう．治したいのなら鍼を受けましょう．」と施術
者は励ましのつもりで言ったことが，上から目線で受療を強要しているようで，余
計に不安感を煽ってしまいます．患者の鍼治療に対する認識を受けとめ，その上で
「痛いのでは」という患者の不安感を取り除くように説明することが大切です．

　とかく施術者は，自分の基準で評価し，指示を与えがちです．患者が何に不安を
抱いているのか，何を理解して欲しいのか，何を望んでいるのか，患者の立場に
立って話を聴き，説明することが大切です．

4．良好なコミュニケーションの要点とは―鍼灸臨床に即して

　日常臨床の場で，コミュニケーションの阻害因子を比較的多く見受けます．この
ことは医療におけるコミュニケーションの重要性に対する意識の低さを示すものです．
　本来，施術者は，患者に有益な援助をする立場にあります．そのためには患者の
意向を十分理解し，それに添うよう努めなければなりません．そのためには良好な
コミニュケーションが不可欠です．
　以下に良好なコミュニケーションを行うための要点を紹介します．

1）コミュニケーションの重要性を認識すること

　コミュニケーションを阻害する大きな要因の一つが，日常会話の調子で患者と話
をしようとすることです．身近な人との会話のようなコミュニケーションでは，患
者の訴えやその意味を捉え，理解することができません．患者の訴えをしっかりと聴
取して理解し，共感するには医療面接の技法によるコミュニケーションが必要です．

2）コミュニケーションの基本的な技術を学ぶこと

（1）　患者の訴えに対して理解し，共感を示す

　どんなに診療が忙しくても落ち着いた態度で接することです．また，患者の訴え
や伝えたいことを理解し，共感する態度で対応することが大切です．

　例えば「どうしても仕事をしなければなりません．仕事をするとまた腰が痛みます.」という患者に対して，施術者Aと施術者Bの対応を比較してみましょう．

施術者A：分かっているのにどうして仕事をするのですか．仕事を控えないと腰はなかなかよくなりませんよ．このことをよく理解して下さいねぇ.
施術者B：それは大変ですねぇ．仕事を休むわけにはいかないのですねぇ．せめて立ち仕事中は片足を台に乗せて，腰をかばって下さい．いくらかは楽になりますよ．また，休憩をとって腰の負担を軽くしてください.

　施術者Aの場合は，医療者の立場から説明をしているのに対し，施術者Bは患者の立場で理解を示そうとしたものと言えます．また患者自身が治療に参加するよう協力を求め，一緒に腰痛を治そうとする施術者の意向が伝わります．こうした患者の立場に立ったコミュニケーションは，信頼を築くコミュニケーションに繋がります.

（2）　**専門用語の乱用を避け，やさしい言葉でわかりやすく説明する**

　専門用語をそのまま使うことは良いコミュニケーションを築くうえで適切ではありません．どうしても使わないといけないときは，模型を用いたり，図解をしたりして分かりやすく説明することです.

　専門用語の多用は，上下関係を強いることになり，患者を萎縮させがちになります．できるだけ分かりやすい言葉で説明することで，施術者の気持ちが患者に伝わり，良好なラポール形成に繋がります.

3）訴える症状に込められた意味を理解すること

　患者の訴えや伝えたいことについて，そのことに込められた意味を理解することが大切です．その場合，相手の立場に立って訴えの意味を汲み取り，不安を解消するように努めることです．下記のような患者を想定してみましょう.

患　者：足が痛み，しびれるのですが，このまま治らないと歩けなくなるのでしょうか.
施術者：足のこの部分が痛み，しびれるのですか．歩けなくなることを心配されているのですか.

患　者：はい，この部分が痛み，しびれています．従兄も足が痛み，しびれ，ついには足先が腐ってしまいました．（従兄の病気について質問した後）

施術者：従兄と同じ病気ではないかと心配されているのですね．従兄の方のお話を聴くと，糖尿病（神経障害，血行障害）によるものですが，あなたの場合は糖尿病がありませんし，検査所見から考えると，神経がここの部位で締め付けられて痛み，しびれが起こっています（絞扼神経障害）．従兄の方と病気が異なります．あなたの場合は，神経を締め付けている筋肉の緊張を緩めてやれば楽になりますよ．

患　者：そうですか．それなら安心です．

　患者の多くは，身近な人の病気と自分を重ね合わせ，不安や心配を抱いています．そうした不安や心配を患者の訴える声の調子や態度から読み取り，対応することが大切です．

4）患者が言いたいこと，分かって欲しいことをうまく言えるように援助すること

　患者の中には言いたいこと，伝えたいこと，分かって欲しいことをうまく話せない場合があります．その場合，「……ということですか」「……のようですねぇ」といった表現により，言いたいこと，分かって欲しいことを明確化することが必要です．あるいは訴えをまとめ，問題点が明確になるよう援助することが必要です．

　患者が困っていること，何とかして欲しいことを明確にすることにより，患者と施術者がともに問題点を共有することができます．そうなれば患者にとってこの施術者は「私のことをよく理解している」となります．ラポールの形成，良好な信頼関係を築くことに繋がります．

5）うまく話題を転換させること

　診察を進めていく過程で，患者にとって話しづらいことが生じます．特に差恥心を伴うことや人に知られたくないことがそうです．その場合，別の話題に話を変えることが必要です．診察上，必要だからと言って無理強いをすると逆効果になります．どうしても必要なことであれば，その必要性を分かりやすく説明し，患者に理解してもらうことです．そして話しづらい内容について共感することです．

6) 褒め，励ますことの意義について

　慢性的な病態で苦しんだり，悩んだりしている患者に対して「頑張りましょう」「もっと元気をだしましょう」などと声をかけることがあります．こうした励ましや鼓舞は，必ずしも適切な対応とは言えません．患者の苦しみを受け留め，共感したうえで発する言葉であれば，それなりに効果的である場合もあるでしょう．

　それよりも，QOL向上に向けて日常生活が少しでも良くなるように施術者と一緒に治療に協力すること，すなわち患者自身が治療者の一員として参加するということの意義を理解してもらい，実行してもらうことがより重要です．

　例えば変形性膝関節症の患者で大腿四頭筋の萎縮が見られる場合，鍼灸治療だけでは筋力をつけることはできません．在宅で運動療法を行い，筋力をつけることを理解してもらうことが必要です．

　施術者に対する患者のコンプライアンスが良いと患者は施術者の指示に従い，在宅で運動療法を行います．そうなると大腿四頭筋の筋力は徐々についてきます．その場合，“その調子で頑張りましょう”，“今週も頑張っています”といったように褒め，励ましの言葉をかけます．ここに褒め，励ますことの意義があります．

　患者と施術者との良好なコミュニケーションは極めて重要で，良好なラポール形成につながるとともにコンプライアンスを高めます．

参考文献
1) 高木幸子：コミュニケーションにおける表情及び身体動作の役割．早稲田大学大学院文学研究科紀要．2005；51：25-36.
2) 大坊郁夫：コミュニケーション・スキルの重要性．日本労働研究雑誌，2006；546：13-22.
3) 小川一美：対人コミュニケーションに関する実験的研究の動向と課題．教育心理学年報，2011；50：187-198.
4) 野村雅一：身ぶりとしぐさの人類学．中公新書，中央公論新社，東京，2000.
5) 斎藤　孝：コミュニケーション力．岩波新書，岩波書店，東京，2004.
6) 竹内一郎：人は見た目が9割．新潮新書，新潮社，東京，2008.
7) 岩田　誠，河村　満・編：ノンバーバルコミュニケーションと脳—自己と他者をつなぐもの．医学書院，東京，2010.
8) 丹澤章八・他：臨床推論 臨床脳を創ろう．錦房，2019.
9) 丹澤章八・他：改訂版鍼灸臨床における医療面接．医道の日本社，2019.

第3章　鍼灸医療の新しい職域—職域拡大への挑戦

第1節　健康経営と鍼灸医療—企業の経営と労働者の健康支援 ── ◇

　　健康障害による経済損失の企業への影響の大きさから，近年，健康経営について関心が高まっています．経済損失の原因は，プレゼンティーイズムとアブセンティーイズムによります．前者は健康問題をもちながら出勤している状態を指し，そのために労働生産性が低下し，経済損失が発生することをいいます．後者は欠勤や休職，あるいは遅刻早退などで発生する経済損失です．特にプレゼンティーイズムによる経済損失は極めて大きいことが指摘されています．

　　プレゼンティーイズムの原因となる健康問題の多くが鍼灸療法に適応すること，またアブセンティーイズムの原因となる疾患の多くが未病治の対象になることから，鍼灸療法の新しい職域として積極的に取り組むことの重要性と可能性を示します．

1.　健康経営

　健康経営とは，「従業員等の健康保持・増進の取り組みを，将来的に企業の収益性等を高める投資であると考え，経営的な視点から戦略的に取り組むこと」（経済産業省，健康経営銘柄レポート），あるいは「従業員の健康管理を重要な経営課題の1つとして，経営的な視点で向き合うこと」（HRラボ）と説明されています．

　このように健康経営は，従業員の健康をサポートすることで企業価値や業績の向上を目指すものであり，新しい経営の取り組みと言っていいでしょう．現在，日本では経済産業省が中心となって，健康経営を推進しています．経済産業省の報告によると，図3-1に示すように，令和元年度の健康経営への取り組みについて回答した企業は2,328社であり，平成30年度の1,800社より528法人が増えました．このように，健康経営に取り組む企業は年々増加しており，健康経営の取り組みは着実に広がっています．

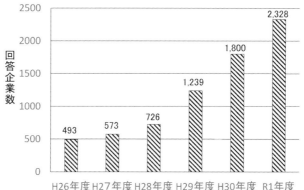

図 3-1　健康経営度調査に回答した企業数の推移

健康経営度調査とは，法人の健康経営の取り組み状況と経年での変化を分析することを目的として実施している調査.「健康経営銘柄」の選定,「健康経営優良法人（大規模法人部門）」の認定にも使用されている.

2. 健康経営の目指すもの

　健康経営の根底には，会社を支えているのは，会社の建物やコンピュータではなく，そこで働いている従業員であるとの確固たる視点があります. 従業員は，会社からみれば，ときに大きなリスクとなる存在ですが，そのリスクをマネージメントすれば，従業員は創造性を発揮し，高い生産性をもたらし，社会に対して大きく貢献する存在になります. まさに「人を生かして，会社を生かす」, このことが健康経営の目指すものです.

　健康経営の具体的な方法は，従業員への健康投資を行うことです. そのメリットは「労働生産性の向上」「経営上のリスク回避」「雇用の安定」の 3 点に集約されます.

　「労働生産性の向上」は，従業員のモチベーションと仕事への集中力を高め，パフォーマンスを向上させることに繋がります. このことは従業員の生きがいにも繋がる重要な要素になります.

　「経営上のリスク回避」は，後述するプレゼンティーイズムやアブセンティーイズムの改善です. これらによる経済損失は，想像以上に大きく，企業の成長を阻害する主要な要因です. それだけに従業員の健康問題への対応は重要であり，丁寧な対応はプレゼンティーイズムやアブセンティーイズムによる経済損失を最小化する

ことに繋がります．

　「雇用の安定」は，優秀な人材の確保，雇用者の安定など雇用リスクの軽減に繋がります．特に従業員の中途退職は，人員確保の経費を増やします．また，優秀な人材の流出は企業にとって大きな痛手になります．従業員間の良好なコミュニケーションや従業員に対する健康や働き方への企業側の配慮は「雇用の安定」に繋がります．

3．ヘルシーカンパニーと健康経営
1）ヘルシーカンパニーとシックカンパニー

　健康経営は，ロバート・H・ローゼンが提唱した「ヘルシーカンパニー」（healthy company）の思想を基盤として展開しています．

　ローゼンは，会社内の従業員の健康を損ねる潜在的なリスクファクターとして「ストレスの多い労働条件」「職場における緊張した人間関係」を含めた7つの要因を挙げています．こうしたリスクファクターに対してローゼンは，従業員のライフスタイルや労働環境，家族や同僚，余暇などに配慮して従業員の健康度を向上させることが，会社の収益性を高めるとして，経営管理と健康管理を統合するアプローチの重要性を指摘しました．これが「ヘルシーカンパニー」の思想です．

　ヘルシーカンパニーに対極するのが，シックカンパニー（sick company）です．健康な会社に対して病気の会社と言うことになります．前者は主役が従業員であるのに対して，後者は会社が主役と言うことになります．会社を活かして人を切り，結果として有能な人材を軽視することになります．従業員を会社の歯車，部品の一部のようにしか捉えない経営者による会社経営は，結果的に会社を傾けることに繋がると捉えています．

　『エクセレント・カンパニー』の著者トム・ピーターズらは，「設備投資やオートメーション化によってではなく，まずは人間を通じて生産性を向上させること，そのことを望むなら従業員をもっと大切な資産として扱うべきだ」と述べていますが，この視点がヘルシーカンパニーの思想となり，健康経営に受け継がれました．

　ヘルシーカンパニーの思想は，医療で言えば予防医学や未病治の発想に通じます．また東洋医学の養生にも通じます．一方のシックカンパニーのそれは治療医学であり，病気になってから治療を始めることになります．東洋医学の已病に相当

し，治療効果は得難いことになります．ときにカンフル剤の投与などの救命処置が必要にもなります．

　わが国では，従業員が業務で健康を害さないようにするために労働衛生教育を行うことが法律（労働安全衛生法）で定められています．労働安全衛生法の第1条には「職場における労働者の安全と健康を確保するとともに，快適な職場環境の形成を促進することを目的とする」と記され，そのために作業環境管理や作業管理，健康管理を行うこととされています．

　ヘルシーカンパニーの思想は，従業員の労働安全衛生だけではなく，「人を育てる会社」を目指そうとするところに特色があります．夢をもって働く従業員は，身心ともに健康な状況を維持できる力を持ち続けることができ，会社の中でコミュニケーションが十分とれれば，自ずと生産性は高まります．このようにヘルシーカンパニーは「健康な企業は，健康な人によって支えられ，人は健康な企業によって健康を維持することができる」ということを目指そうとしたのです．

2) 職場での健康増進プログラムの価値

　職場での健康増進プログラムについては，以前から話題に上っていました．それは表3-1に示すように，雇用側だけではなく，従業員側においてもメリットがあります．ここに健康経営を実践する有用性と価値があります．

　表3-1に示すように雇用側には9つのメリットが，従業員側には7つのメリット

表 3-1　職域健康増進プログラムの潜在的利益

雇用側	従業員側
1.　健康保険の削減	1.　医療費の削減
2.　傷害・死亡給付の削減	2.　治療にかかる交通費・待ち時間の削減
3.　医療費の削減	3.　病気休暇の削減
4.　欠勤率の減少	4.　積極的健康行動に関する同僚・雇用者
5.　労働災害の減少	の支援の増大
6.　転職率および人員交代にかかわる経費	5.　健康活動に対する満足度の増大
の削減	6.　健康に関する経営者側の関心によるモ
7.　生産性の向上	ラールの向上
8.　従業員のモラールの向上	7.　健康と QOL の向上
9.　従業員の健康と QOL の向上	

（園田恭一，川田智恵子・編：健康観の転換—新しい健康理論の展開，東京大学出版会，1995．より）

があります．それぞれの項目は独立しているのではなく連動してますので，職場での健康増進プログラムによりプレゼンティーイズムやアブセンティーイズムが改善されることは，双方に大きなメリットになります．そして，なによりも従業員の生きがいにも繋がるだけに，その効果は計り知れない大きいものであり，企業がヘルシーカンパニーとして成長発展することに繋がります．

4．プレゼンティーイズムとアブセンティーイズム

1）プレゼンティーイズム（Presenteeism）

プレゼンティーイズム（プレゼンティイズムとも表記）という用語を健康経営と関連してよく目にします．それには，①体調不良で出勤している状態，②健康問題に関連した労働生産性の損失した状態，③病気を持ちながら出勤している状態，④出勤している労働者の生産性が低下した状態の4つが提示されていますが，確定したものはありません（図3-2）．そこでそれらを包括して，「健康問題を持ちながら出勤している状態」（武藤孝司）とする新しい考え方が唱えられています．

今もプレゼンティーイズムとは，「出勤していながらも，体調不良やメンタルヘルス不調などが原因で，従業員のパフォーマンスが低下している状態」，あるいは「出勤しているにも関わらず，心身の健康上の問題が作用して，パフォーマンスが上がらない状態」といったように「健康問題」「病気」「パフォーマンスの低下」をキーワードとして説明されています．しかし，病気があるからといってパフォーマ

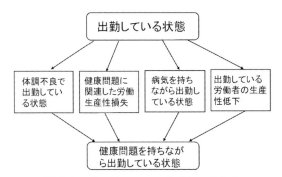

図3-2　プレゼンティーイズムの考え方
プレゼンティーイズムの定義は，図に示すように大きくは4つに大別できる．武藤はこれらを包括して，「健康問題を持ちながら出勤しいる状態」と定義づけた．（武藤孝司：プレゼンティーイズム—その異議と研究のすすめ，星和書店，2019．）

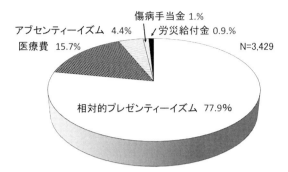

図3-3　日本企業における健康関連総コストの内訳

日本企業3社3,429人を対象に分析．企業の健康関連総コストの内訳で最も大きく占めたのはプレゼンティーイズムによる損失であった．なお，相対的プレゼンティーイズムとは，同様の仕事をしている人のパフォーマンスに対する過去4週間の自分のパフォーマンス比，アブセンティーイズムは病欠日数を採用して作成．（東京大学政策ビジョン研究センター，健康経営評価指標の策定・活用事業報告書，2017．より）

ンスの低下をきたすとは限りません．例えば2型糖尿病の労働者においては，血糖コントロールがしっかりとされている場合では，パフォーマンスの低下をきたすことはありません．こういったことから武藤氏は「健康問題を持ちながら出勤している状態」と定義づけることを提唱しています．

　実際，様々な原因や要因で体調不良を起こし，そのためにパフォーマンスが低下し，生産性の低下をきたすことが多いようです．二日酔いや睡眠不足による体調不良では，①ケアレスミスの増加，②作業効率の低下，③判断力の低下，④集中力の低下をきたすことは，容易に想像できます．

　健康経営の観点からプレゼンティーイズムの意味を「健康問題」「病気」「パフォーマンスの低下」の文脈から捉えると生産性の低下による経済損失をいかに抑制するか，そのためには，予防，健康維持・増進及び未病治により従業員の健康を図ることが重要になります．

　わが国では，**図3-3**に示すようにプレゼンティーイズムの健康関連総コストに占める割合が77.9%と大きく，医療費の約5倍であることが示されました．すなわちプレゼンティーイズムがいかに生産性の低下の大きな原因であるかが浮き彫りにされたのです．したがって，プレゼンティーイズムを抑え，従業員が健康で作業に従事し，生産性をいかに高めることができるようにするか，が問われています．

2) アブセンティーイズム（Absenteeism）

　アブセンティーイズムとは，「心身の体調不良が原因による遅刻や早退，就労が困難な欠勤や休職など，業務自体が行えない状態」「欠勤や休職，あるいは遅刻早退など，職場にいることができず，業務に就けない状態」と定義されています．分かりやすく言えば，アブセンティーイズムは，いわゆる病欠です．

　アブセンティーイズムはプレゼンティーイズムと同様に生産効率を低下させ，経済損失をもたらします．アブセンティーイズムの健康関連総コストに占める割合は4.4%で，プレゼンティーイズムの77.9%に比べれば小さいですが，生産性の低下をもたらし，一定の経済損失を発生させます．

　アブセンティーイズムの要因の多くは，生活習慣病，うつ病などの心の病，様々なストレス病などです．

5. 経済損失をもたらす健康問題
1) プレゼンティーイズムと経済損失

　健康経営において最も重要な課題は，プレゼンティーイズムをいかに減少させるかです．

　プレゼンティーイズムの要因として，腰痛，肩こり，頭痛，眼精疲労，慢性疲労，睡眠障害（睡眠不足も含めて），高いストレス度，うつ状態・うつ病，胃腸の不振，食欲不振，便秘，下痢などが挙げられています．女性ではこれらに生理痛，更年期障害が加わります．

　ここでは疲労，睡眠不足，眼の疲れ，生理痛などの体調不良による経済損失を取り上げ，プレゼンティーイズム対策の意義と重要性を示します．

(1) 疲労と経済損失

　疲労については，2004年文部科学省の疲労研究班の報告書によると，調査対象者の内，疲れている人の割合は56%であり，これを全国の就労者（就労人口を8,000万人）に当てはめると「疲れている人」は4,400万人に達するとし，その内訳は①能力の低下：37.0%，②休む（しばしば，時に）：7.4%，休職・退職：1.2%，支障なし：55%でした．すなわちプレゼンティーイズムが4割近く，アブ

センティーイズムが約1割近くを占めたということです．そして両者を合わせた経済損失が医療費以外で年間1.2兆円にも達したと報告しています．

　なお「疲れている人」の内訳をみると，6か月以上の慢性疲労が39％（3,120万人），6か月未満の疲労が16％（704万人）であったとし，慢性疲労状態の労働者が非常に多いことが示されました．また疲労の原因については，過労が42％，原因不明が38％であったと報告されていますが，原因不明の疲労にはストレスの関与が想定されます．

(2) 睡眠不足と経済損失

　適切な睡眠時間は，7～8時間と言われています．その根拠となったのが，米国（カルフォルニア大学サンディエゴ校）の大規模調査（2002年）の結果です．その調査では，110万人を対象に6年間追跡調査した結果，睡眠時間が7時間(6.5時間以上～7.5時間未満)の人が最も死亡率が低かったと報告されています．

　わが国では，玉腰らは1988～90年に全国45地区からアンケートで集めた約11万人を約10年間追跡し，10年間に死亡した人の割合を睡眠時間7時間（6.5～7.4時間）を基準に死亡リスクを計算（年齢調整）したところ，4時間未満の睡眠時間

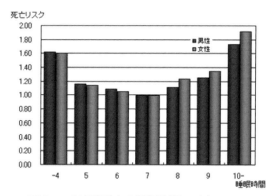

図3-4　年齢調整した睡眠時間の死亡リスク

約11万人を約10年間追跡し，10年間に死亡した人の割合を睡眠時間7時間（6.5～7.4時間）を基準に死亡リスクを計算（年齢調整）したところ，4時間未満の睡眠時間では，男性1.62倍，女性1.6倍，10時間以上では男性1.73倍，女性1.92倍であった．（Tamakoshi A, Ohno Y, Group JS.：Self-reported sleep duration as a predictor of all-cause mortality：results from the JACC study. Japan. Sleep 2004：27：51-54.より）

では, 男性 1.62 倍, 女性 1.6 倍, 10 時間以上では男性 1.73 倍, 女性 1.92 倍で
あったとし, 睡眠時間が短くても長くても, 死亡のリスクは高まることを明らかに
しました (図 3-4).

　睡眠時間についてはバイオリズムの観点からも 7〜8 時間が適切な睡眠時間であ
るとの指摘もあります. そもそも人間の体内時計は約 25 時間といわれていますが,
毎日ほぼ同じ時間に起き, 日光を浴びることで 24 時間にリセットされます. 正常
なバイオリズムを維持するには, 日常の生活リズムからして 7〜8 時間の睡眠が妥当
と言うことになります. 一方, 睡眠時間より睡眠の質の方が重要ではないかとの指
摘がありますが, この点については明確な科学的根拠はまだないようです.

　日本人の睡眠時間は, 極めて厳しい状況です. OECD の睡眠時間の調査 (2019
年) によると, 日本人の平均睡眠時間は 442 分で世界で最も短かったことが報告
されています (図 3-5).

　睡眠時間が短く睡眠不足になると, ①集中力が下がる, ②記憶力が落ちる, ③ミ
スが増える, ④事故が増える, ⑤疲労感が増す, ⑥肌あれ・くすみが発症するな
ど, 様々なことが発生します. こうした悪影響は仕事の効率を下げ, 生産性の低下
をまねくと指摘されています.

　では睡眠不足が経済に及ぼす影響はどの程度なのか？　このことに関しては, 次
のような調査があります. 2016 年 11 月に発表された米国のシンクタンク「ランド
研究所」の調査によると, 表 3-2 に示すように日本人の睡眠不足を原因とした国家
レベルの経済損失は, GDP の 2.92%にあたる 1,380 億ドル (約 15 兆円) に達す

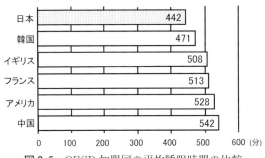

図 3-5　OECD 加盟国の平均睡眠時間の比較
日本人 (15〜64 歳) の平均睡眠時間は 442 分で OECD 加盟国の中で最も短かい. (OECD
Gender Data Portal 2019 より)

表 3-2　睡眠不足による経済損失

ワースト順位	GDP に占める割合	金額（年間）
日本	2.92%	1,380 億ドル
アメリカ	2.28%	4,111 億ドル
イギリス	1.86%	500 億ドル
ドイツ	1.56%	600 億ドル
カナダ	1.35%	214 億ドル

米ランド研究所（RAND Corporation）によれば，日本の睡眠不足による経済損失は 1,380 億ドル（約 15 兆円），GDP 比では先進国ワースト 1 位の 2.92%．睡眠不足が産業事故につながるものとして損失額を見積っている．（非営利研究機関 ランド研究所　2016 年 11 月）

るとのことです．この GDP 比は，調査対象 5 か国（アメリカ，ドイツ，イギリス，カナダ）の中でも最大です．損失額から言えば米国が最大で，年間 4,111 億ドル（約 46 兆円）と報告されています．

　さらに同調査によると，日本は社会全体で年 60 万日を超える労働時間を損失していると指摘しています．また 1 日の睡眠時間が平均 6 時間を下回る人は，7～9 時間の人に比べて死亡リスクが 13% 高くなるとし，6 時間未満を 6～7 時間に増やすことで日本経済には 7,570 億ドルのプラス効果があると試算しています．

　睡眠不足は翌日の身心の状態に様々な悪影響を及ぼし，日常生活に支障をきたすだけではなく，労働者の生産性を低下させ，死亡リスクを高めることから，睡眠不足の対策は重要な課題となっています．睡眠不足の原因の一つとなっている長時間労働の抑制に向けて企業も動き出しています．

(3) 目の疲れと経済損失

　わが国は，急速に IT 社会へと移行しつつあります．これからは AI による第 4 次産業が発展していきますので，職場はもちろんのこと日常生活においても IT 機器の使用度がこれまで以上に高まるものと予測されています．特にビジネスマンは，目を酷使する環境に晒されることになります．

　最近の調査で目の疲れが大きな経済損失をもたらすことが分かってきました．2016 年にダイヤモンド・オンラインが目の疲れに関するアンケート調査（N=1,000）を実施し，目の疲れで 1 日の仕事でどのくらい遅れが生じるのかを調

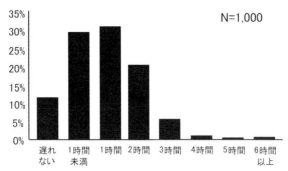

図 3-6　目の疲れによる 1 日の仕事の遅れ時間の分布

目の疲れに関するアンケート調査では，最も多かった時間は 1 時間，次いで 1 時間未満
で，平均 67 分遅れることが分かった．（ダイヤモンド・オンライン，2016 年より）

査したところ，**図 3-6** に示すように最も多かった時間は 1 時間，次いで 1 時間未満
で，平均 67 分遅れることが分かりました．しかも目の疲れは，週平均 4.2 日生じ
ることが示されました．

　このデータをもとに経済損失について検討が行われました．厚労省によれば
2016 年の正社員の時給は 2,036 円（『賃金構造基本統計調査』ボーナス，時間外手
当を含む）でしたので，67 分の遅れを時間給に換算すると 1 日当たり 2,575 円の
損失になります．目の疲れが週 4.2 日起こることから 1 週間の損失は 1 万 815 円
（2,575 円× 4.2 日），これを 1 年間に換算すると 1 人の正社員の損失は 56 万 2,380
円（1 万 815 円× 52 週）の損失になります．

　これを国全体に当てはめると 2016 年の正社員の総人数が 3,367 万人（総務省の
「労働力調査」による）ですから，年間 18.9 兆円（56 万 2,380 円× 3,367 万人）
の損失が推計されます．この金額は日本の 2017 年度国家予算のうち，所得税収入
として見込まれている 17.9 兆円を 1 兆円も上回る額であり，睡眠不足による損失
額の約 15 兆円をも超える金額です．目の疲れによって想像を絶する経済損失が発
生することが示されました．

(4) 生理の体調不良と経済損失

　「ルナルナ」（サイト）による「生理痛や PMS（月経前症候群）の仕事への影響」
について調査（調査対象：働く女性 2,010 人，調査期間：2020 年 1 月 10 日〜14

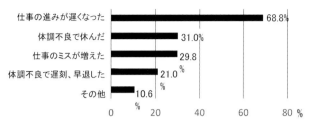

図 3-7　生理痛や PMS により仕事にどのような影響があったか（複数回答）
8 割以上の女性が仕事に何らかの影響を受けている．その内訳は「「仕事の進みが遅くな
った（68.8%）」，「体調不良で休んだ（31.0%）」，「仕事のミスが増えた（29.8%）」，「体
調不良で遅刻，早退した（21.0%）の順であった．（女の転職 type の HP より）

日）によれば，働く女性の 86.6% が生理痛や PMS による仕事への影響（とても感
じている：37.2%，少し感じている：49.4%，あまり感じていない：2.1%，わか
らない：1.1%）を感じていることが分かりました．また「女の転職 type」（サイ
ト）によると「生理痛や PMS で仕事への影響を感じたことがある」の調査（調査
対象：女の転職 type 会員 818 人，調査期間：2021 年 8 月 2 日〜18 日）によれば，
「感じたことがある（53.2%）」「やや感じたことがある 29.0%」）で 82.2% の女性
が仕事への影響を感じていることが報告されました．

　これらの調査から明らかなように，生理痛や PMS により 8 割以上の女性が仕事
に何らかの影響を受けています．その内容は「女の転職 type」の調査によると，
最も多かったのは「仕事の進みが遅くなった（68.8%）」，次いで「体調不良で休ん
だ（31%）」「仕事のミスが増えた（29.8%）」「体調不良で遅刻，早退した（21.0%）」
の順でした（**図 3-7**）．

　これらの結果から生理痛や PMS による経済損失は相当に大きいと想定されま
す．この点については Tanaka E らの報告（2013 年）によると，月経随伴症状に
よる 1 年間の社会経済的負担は 6,828 億円（通院費用：930 億円，OTC 医薬品費
用：987 億円，労働損失：4,911 億円）で，4,911 億円が労働損失であったと報告
しています（**図 3-8**）．

　さらに日本医療政策機構が 2016 年に発表した「働く女性の健康増進に関する調
査結果」によると，PMS を含む婦人科系疾患を抱えながら働く女性の年間の医療
費支出と生産性損失をみると医療費支出が 1 兆 4,200 億円，生産性損失が 4 兆
9,500 億円であり，少なくとも 6 兆 3,720 億円の経済損失であったと報告しています．

　このように生理痛等による体調不良は大きな経済損失を招くことから，働く女性の健康増進を支援することやケアは重要な社会的課題であり，そのためには女性の健康課題に対するリテラシーを高めることが必要になります．

　女性の健康課題に対するリテラシーと仕事のパフォーマンスとの関係は，**図 3-9**

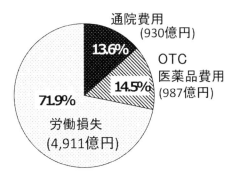

図 3-8　月経随伴症状による 1 年間の社会経済的負担

15〜49 歳の 19,254 名を対象に日本語版の月経苦痛アンケート（mMDQ）を実施，その内で月経症状を訴えた 14,248 名について現在の治療法，および仕事の生産性への影響について調査．（Tanaka E, Momoeda M, Osuga Y et al：Burden of menstrual symptoms in Japanese women：results from a survey-based study, *J Med Econ*；2013；16（11）：1255-1266. より作図）

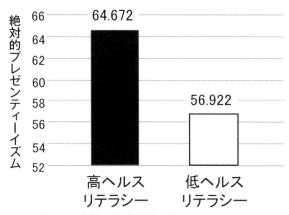

図 3-9　女性の健康課題に対するリテラシー

日本医療政策機構は，高ヘルスリテラシー群の方が低ヘルスリテラシー群と比べてプレゼンティーイズムが有意に低かったことを踏まえて，企業の生産性において女性の健康リテラシーの重要性を示唆した．図中の数値は仕事のパフォーマンスの得点で，得点が高い程仕事のパフォーマンスが高い．（日本医療政策機構の「働く女性の健康増進に関する調査結果」2016 年より）

に示すように健康に対するリテラシーが高いと仕事のパフォーマンスは高くなることが示されました．このことから女性の健康維持・増進を図り，経済損失を抑制するには女性の健康課題に対するリテラシーを高める対策を推進することが求められます．

2) アブセンティーイズムと経済損失

企業の健康関連コストでアブセンティーイズムの占める割合は**図3-3**で示したように4.4%とそれほど大きくはありませんでした．なぜ，割合が小さいのかの理由の一つとして考えられることは，本来，病欠や休職して病気を治療すべきところ，無理して出社しているのではないかということです．すなわちアブセンティーイズムになるべきところがプレゼンティーイズムになっているのではないかということです．この点については明確な根拠はありませんが，日本の企業風土（組織風土，社風など）から言って会社を休むことに抵抗感があるのではないかと思われます．

ここではアブセンティーイズムの代表であるうつ病と慢性痛による経済損失について紹介します．

(1) うつ病と経済損失

労働者のメンタルヘルス不調を未然に防止することを主な目的として，労働者50人以上の企業においてストレスチェックをすることが平成27年12月に「ストレスチェック制度」として施行されました．このことは，それだけストレスで身心の変調をきたしている労働者が多く，ストレス社会が進んでいることを示します．

現在の疾病構造の中心は生活習慣病ですが，次に予測されるのは社会との不適合による疾病，すなわちストレスに起因する疾病で，なかでもうつ病をはじめとする心の病が中心になるであろうと指摘されています．

図3-10は，気分（感情）障害（躁うつ病を含む）患者の推移を示します．図のようにうつ病を含む気分（感情）障害患者は，確実に増加しています．今後，さらに増えることが予測されるだけに深刻な問題です．

このようにうつ病を含む精神疾患が増加すれば，当然ながら大きな経済的な損失をもたらします．この点について2002年の島らの報告では，日本における精神疾患による1か月以上の休職者は47万人で，その逸失利益だけでも9,500億円にの

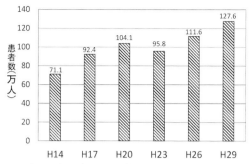

図 3-10　気分（感情）障害（躁うつ病を含む）患者の推移
うつ病を含む気分（感情）障害患者は年々増加し，平成 26 年度で 100 万人を突破し，平成 29 年度は 130 万人に近づいている．今後，さらに増加することが想定される．（厚労省「患者調査」より作図）

ぼることが明らかにされています．さらに 2010 年 9 月の厚生労働省の報告によると，自殺やうつに限定した日本の経済損失額は 2009 年度単年で 2 兆 6,782 億円でした．またこのような損失がなければ，2010 年の GDP 引き上げ効果は，1 兆 6,570 億円に達したとし，自殺やうつによる経済損失の重大性が指摘されています．

　また在日米国商工会議所（ACCJ）は，2011 年に実施した大規模調査「疾病の予防，早期発見および経済的負担に関する意識調査」を分析したところ，疾病が日本人の労働生産性に与える経済的損失額は年間 3.3 兆円であるとの試算を発表しました（**図 3-11**）．特に主要な疾病が疼痛と精神疾患です．

　一方，英国保健省によればイングランドにおけるうつ病や不安障害等を含めた精神疾患による経済損失は，2007 年において 225 億ポンド（約 3 兆円強），労働収益の損失がそれを上回る年間 261 億ポンド（約 4 兆円），合計で年間 486 億ポンド（約 7 兆円強）がトータルコストとして国内経済に影響しているとの試算が報告されています．そして，この損失額が 2026 年には 884 億ポンド（約 14 兆円）まで増加すると試算されています（Aslam et al., 2011）．

　この報告を踏まえて東京都精神医学総合研究所の西田らは，人口規模や GDP を日本経済に応用した試算として，精神疾患による損失額は約 15.2 兆円になり，さらに 2026 年ではその損失額が実質的には 30 兆円近くにまで達すると推計しています（西田・中根，2009）．

　以上が精神疾患の経済損失についての報告で，うつ病に限定したものではありま

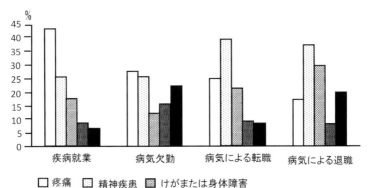

図 3-11　労働生産性の低下や経済的損失を引き起こす要因（疾病別）

疾病就業はプレゼンティーイズムのこと．病気欠勤・病気による転職・病気による退職は
アブセンティーイズムに当たる．精神疾患は両者において高率にみられるが，アブセンティ
ーイズムの方が多い．すなわち精神疾患は病気欠勤，病気による転職，病気による退職
に繋がり，企業にとって大きな損失をもたらす．（図は，ACCJ，健康維持に関する意識調査
を基に疾病による経済的損失額を試算の報道資料より改写）

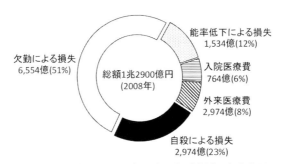

図 3-12　日本におけるうつ病の経済損失/疾病費用

うつ病の経済損失は，奥村，樋口の 2008 年の報告によれば 1 兆 2,900 億円と報告されて
いる．その内訳は，医療費 14%（入院費と外来医療費），自殺による損失が 23%，欠勤や
労働生産性の低下による損失が 63% であった．（Yasuyuki Okumura, PhD, and Teruhiko
Higuchi, MD, PhD：Cost of Depression Among Adults in Japan より作図）

せんが，精神疾患の経済に及ぼす影響は極めて大きいことが示されました．

　ではうつ病の経済損失は，どの程度かと言えば，奥村，樋口の 2008 年の報告で
は，1 兆 2,900 億円とされています（図 3-12）．その内訳は，医療費 14%（入院費
と外来医療費）であり，自殺による損失が 23%，欠勤や労働生産性の低下による
損失が 63%（能率低下と欠勤）であると明らかにしました．

(2) 慢性痛と経済損失

慢性痛の代表が運動器慢性痛です．労働者の愁訴では肩こり，腰痛などの運動器疾患が多いことから，ここでは主として運動器慢性痛に焦点を当て，経済損失との関係について検討します．

わが国における慢性痛および運動器慢性痛の疫学調査には，次のような報告があります．

2006年，服部らは30,000人を対象にインターネットによるアンケート調査を実施し，有効回答者18,300人に慢性痛（NRSで5点以上の痛みが6か月間以上続き，直近の1か月以内に痛みがあり，最低でも週2回以上痛みを感じている）について調査したところ，運動器慢性痛の保有者は13.4%であったと報告しています．これを日本全体に換算すると約1,700万人が運動器慢性痛で苦しんでいることになり，いかに多いかを示唆しました．

Nakamuraら（2011年）の郵送法による全国アンケート調査（調査対象は11,507名）も報告されています．「これまで頸の痛み，肩こり，腰痛，手足の痛みなど，骨や筋肉，関節，神経に起因すると思われる痛みを経験したことがありますか」の問いに対して，①現在から1か月以内に症状が存在し，②持続期間が6か月以上で，③最大の痛みを10としたNRSで5以上，の3点を満たした場合を運動器慢性痛として調査したところ，その有症率は15.4%であったと報告しています．しかも運動器慢性痛は，女性に多く（男性13.6% vs 女性16.8%），年齢別では30〜50歳代のいわゆる就業年齢層で17〜19%と他の年齢層に比して有意に高かったとしています．就業年齢層で多かったことは，健康経営の観点から捉えると運動器慢性痛への対応は重要な課題と言えます．

その他にも2012年にACCJが報告した「疾病の予防，早期発見および経済的負担に関する意識調査　報告書決定版」（2012.7）によると，日本の成人（対象者5,000人）の約20.2%が「過去1か月間にNRSで5以上の痛みを感じたことがあり」と回答し，男性の17.0%に対して女性が23.3%と多かったとしています．

さらに伊吹らは，2012年にわが国の慢性疼痛の有病率を把握するために全国調査（インターネットリサーチ，回収サンプル数41,597名）を実施したところ，慢性疼痛の有病率は全成人の22.5%，推定患者数は2,315万人であったと報告しています．

　このように相当数の慢性痛，特に運動器慢性痛に苦しんでいる人が多いことが分かってきました．図3-11で示したように疾病による経済損失は3.3兆円と試算され，その主要な疾病が疼痛と精神疾患でした．しかし，疼痛による経済損失は不明でした．この点について井上らは，愛知県尾張旭市の20歳以上の住民6,000人を対象に慢性痛について調査しました．慢性痛の有訴者は17.2％で，その中から学生と無職を除いた1,221人に労働損失を調査としたところ休業者は223人で，このデータから日本全体の労働損失を試算すると約1兆8,000億円であったと報告しています（図3-13）．

　また2015年，海外の研究で肩こりや腰痛などをはじめとする慢性疼痛による勤務時間の損失は1週間で平均4.6時間に及ぶとの試算をもとに，この結果を日本の職場環境に適用すると経済損失は時間ベースで1兆9,530億円以上であったと報告されています（care net，「痛み」の経済損失は約1億9千万円より，参考論文：Inoue S., et al.：*PLoS One.* 2015；10（6）：e0129262.）．

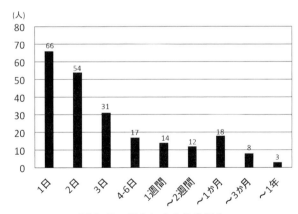

図3-13　痛みによる休業損失

図は前年1年間に痛みのために仕事を休んだ日数を示す．井上らは，愛知県尾張旭市の住民を対象に住民基本台帳から20歳以上の6,000人をランダムに抽出し，有効回答者2,687人のうち慢性痛（NRSで5点以上かつ6か月以上続く）の有訴者率は17.2％であった．さらに学生と無職を除いた1,221人に労働損失を調査したところ休業者は223人で，その分布は図の通りであった．（井上信助：運動器慢性痛の病態と学際的研究，*Brain and Nerve*, 64（11）：1287-1297, 2012より作図）

6. 健康経営を支援する鍼灸医療
1) 鍼灸治療による健康関連コストの削減は可能か

　図3-3に示したように企業における総健康関連コストの内訳で最も大きかったのはプレゼンティーイズムで約8割を占めました。一方のアブセンティーイズムは，その割合が4.4%と小さかったものの，欠勤，休職（精神疾患，疼痛疾患，生活習慣病等によると思われる）で生産性を著しく低下させました。

　プレゼンティーイズムの要因として，疲労，抑うつ，肩こり，腰痛，目の疲れ，睡眠障害（睡眠不足）が多く挙げられていますが，これらはいずれも鍼灸療法が適応する症状です。この点についてパイロットスタディーとして某企業の協力を得て，疲労，肩こり，首こり，腰痛，目の疲れなどの主訴に対する鍼灸治療の効果等についてVASを指標に検討しました。エントリーした労働者は54名，原則週1回の頻度で鍼灸治療（30分間以内）を2か月間行ったところ図3-14に示すように，いずれの主訴も軽減しました（治療回数2回以内の人が25%前後を含む）。

　また蓄積的疲労徴候インデックス（平均訴え率）についても調査したところ，治療前に基準値を超えていた指標（一般疲労，イライラの状態，不安徴候，身体不調）が治療後には改善され，基準値に復する傾向を示しました。さらに生産性に関する質問として「鍼灸治療を受けて，仕事上でどのような効果がありましたか」と尋ねたところ，「仕事効率が上がった（26%）」，「仕事によるストレスが軽減した

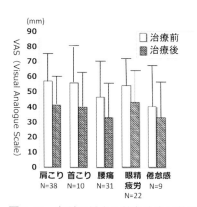

図3-14　主訴に対する鍼灸治療の効果
鍼灸治療前に比して治療後において各主訴のVASは軽減した。（岩　昌宏ら，2015年）

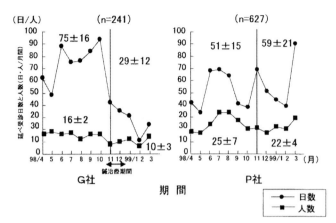

図 3-15　2 事業所の延べ受診日数と人数（日・人/月間）の推移

G 社（介入）において鍼灸治療後は，受診日数が著しく減少したのに対して，P 社（対照）においては観察前とほぼ横ばいで推移した後，3 月に急激な上昇を示した．（沢崎健太ら：企業内労働者における運動器症状への鍼治療の効果と医療費との関連性に関する検討，全日本鍼灸学会雑誌，2001；51（4）：492-499.より引用）

（31.5%）」,「やる気が出た（13%）」などの回答が得られました．また「今後，事業所内において鍼灸治療を受ける機会があれば，受けたいと思いますか」と尋ねたところ 83%の人が「受けたい」と回答しました．

　このようにプレゼンティーイズムの要因となる症状を軽減することによって，生産性を高めることができる可能性が示されました．しかし，このパイロットスタディーでは健康関連コストへの影響は不明です．

　このことについて，沢崎ら（2001 年）は，某企業（大手製鉄業）の労働者の運動器症状への鍼灸治療の効果と医療費との関連性について，同等の企業規模である G 社（介入）と P 社（対照）を比較検討しました．その結果，G 社において受診日数と医療費を削減ができたことから，企業内鍼灸は有用であったと報告しています（図 3-15，16）．

　沢崎らの報告は，アブセンティーイズムに関する報告であったのに対し，次の宮崎ら（2019 年）の報告はプレゼンティーイズムに関する報告です．その内容は，通常のプレゼンティーイズム対策を任意で行う 52 例のオフィスワーカーを介入群 30 例，対照群 22 例にランダムに割り付け，介入群には鍼治療（首や肩のこり，腰痛，うつ，アレルギー）を含む施術に要した費用に対して最大 8,000 円までを助成

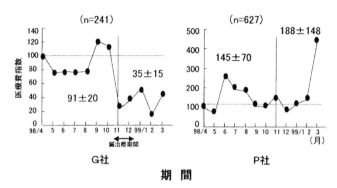

図3-16　2事業所の医療費の推移

G社（介入）において鍼灸治療後は医療費指数が著しく減少し，多少変動しながらも減少したままで推移したのに対して，P社（対照）においては観察前とほぼ横ばいで推移した後，3月に急激な上昇を示した．(沢崎健太ら：企業内労働者における運動器症状への鍼治療の効果と医療費との関連性に関する検討，全日本鍼灸学会雑誌，2001：51（4）：492-499. より引用）

（介入群は平均1.4回鍼治療を受療して7,219円を支払い，それに対して6,556円の助成）することとして，両群におけるWHO-HPQの相対的プレゼンティーイズム値（1から低下するほど労働遂行能力が低下していることを示す指標）を評価指標に比較検討した調査でした．その結果，介入群の鍼治療群では相対的プレゼンティーイズム値が0.95に対して対照群は0.91であり，労働遂行能力が約4%（1人当たり19,691円に相当）向上すること，すなわちプレゼンティーイズムに対して鍼治療を行うことで生産性が高まる可能性が示されました．

2) 鍼灸医療による健康経営

　産業マッサージにならって産業鍼灸あるいは企業鍼灸の構想が以前から語られてきましたが，その実践はほとんど行われてきませんでした．障害者雇用促進法により視覚障害者のあはき師が企業内で「ヘルスキーパー」としてあはき療法（三療）を行っていますが，それらは健康経営として実施されているとは言い難い現状です．

　鍼灸医学の最高の医療行動目標は，病気予防，健康維持・増進，未病治であり，已病を治すことではありません．本格的な病気（已病）に進展しないように「未病を治す」こと，そして健康をさらに高次の健康にシフトさせることこそが医学・医療

の到達目標としてきました．しかし，現状は未病の治療ではなく，已病の治療が中心です．

それが今，健康経営の一環として「未病治」を実践する時が到来したのです．健康経営においてアブセンティーイズムは大きな課題です．その主要な要因はうつ病や慢性痛，これらに加えて睡眠不足，眼の疲れ，女子においては生理痛などによる体調不良などのプレゼンティーイズムにより大きな経済損失が発生しています．それを抑制することが喫緊の課題であり，それには「未病を治す」の理念に基づいた鍼灸医療が必要です．

うつ病に対しては，未病うつの段階で介入し，うつ病への進展を防ぐことが重要です．同様に慢性痛にしても痛みの軽い段階から介入し，慢性痛の病態へと進展することを防ぐことです．また慢性痛になった場合においても，早期から全人的なアプローチによる痛みの治療を展開することです．痛みの多くは生物学的な病態というよりは生物心理社会的な病態です．こうした病態には身心丸ごとにアプローチする全人的な対応が必要であり，そのことを得意とする鍼灸医療を大いに利活用すべきです．

社会との不適合による疾病が，次の疾病構造の中心になると指摘されています．背景としてIT社会がもたらす社会との不適合による病，すなわち心の病を含む様々なストレス病を多発させ，プレゼンティーイズムが増えると予測されます．

これからの時代は，組織や臓器が病むのではなく，いわば「人そのものが病む」時代へと進んでいくことになります．その予防や治療には全人的アプローチが必要であり，人が保有する自然治癒力を利活用することです．鍼灸医療が本領を発揮できる時代を迎えています．鍼灸医療は，健康経営の支援を通して「未病治」を実践できます．

参考文献
1）武藤孝司：プレゼンティーイズム─その意義と研究のすすめ．星和書店．東京．2019．
2）岡田邦夫：健康経営のすすめ．第1部健康経営論，NPO法人，健康経営研究会，大阪．2014．
3）経済産業省，ヘルスケア産業課：健康経営の推進について．令和2年4月．
4）渡辺賢治，武田華子：未病への挑戦─健康経営の必要性．*KEIO SFC JOURNAL*，2015；15（1）：132-158．

5) 宗 未来，渡部 卓：未病うつ（Non-clinical depression）に対する低強度メンタルヘルス・サービスにおける積極的な民間活力導入の提案：趣味を実益に変えて，医療負担から戦略的事業へ．RIETI Policy Discussion Paper Series 14-P-001, 2014：1-32．
6) 在日米国商工会議所（ACCJ）：健康維持に関する意識調査を基に 疾病による経済的損失額を試算．報道資料，2011.1-5．
7) 沢崎健太，木下藤寿，平野 修・他：企業内労働者における運動器症状への鍼治療の効果と医療費との関連性に関する検討．全日本鍼灸学会雑誌，2001；51（4）：492-499．
8) 宮崎彰吾，皆川陽一，沢崎健太・他：鍼治療を含む施術費用への助成はオフィスワーカーのプレゼンティーイズムに有用か：実用的多施設共同ランダム化比較試験による検証（中間解析）．全日本鍼灸学会雑誌，2019；69（4）：254-265．
9) 津田彰，本田泰弘・編：東洋医学を応用したストレスケアの実際．錦房，2021．

第2節 「美容」としての鍼灸医療—健美を目指して ◇ ◇ ◇

　　　　美容鍼灸に対する人々の関心は高く，徐々に広がっています．しかし，美容鍼灸の捉え方は様々であり，定義は曖昧です．また，その効果についても不明な点が多い現状です．ここでは美容鍼灸の目的は健美であって美顔術の一種ではないとの観点から，その学術を構築するには学際的なアプローチが必要であり，その基礎となる美，顔，化粧などを取り上げて美容鍼灸および美容鍼灸学の構築を試みます．

1. 美容鍼灸の黎明
1) 美容鍼灸の提唱

　近年，美容鍼灸という言葉をよく耳にするようになりました．「美容鍼灸」は，1980年代に森和氏（著者の恩師）により提唱された新しい鍼灸臨床の応用分野です．ちなみにスポーツ鍼灸，産業鍼灸，内科鍼灸・整形外科鍼灸等の各診療科別の鍼灸も森氏により提唱された鍼灸臨床の専門分野です．

　森氏は，美容鍼灸を鍼灸医学，美容医学，現代医学の境界領域として位置づけ，鍼灸医学の専門分野として発展させようとしました．爾来，「美容鍼灸」は4半世紀を経て今ようやく臨床実践され，認知されるようになってきました．

　美容鍼灸の分野は，「スポーツ鍼灸」と同年代に提唱されたにもかかわらず，スポーツ鍼灸と比較すると，その取り組みは大きく遅れました．なぜ，美容鍼灸に関心がもたれなかったのかと言えば，その要因の一つが美容鍼灸は鍼灸医療に馴染ま

ない，いわば医療という本道から外れた分野といった認識によるのではないかと思われます．

2) 美容鍼灸への関心

　近年の癒し・健康を指向する時代の潮流として，現代西洋医学においても抗加齢医学（アンチエージング医学）の進歩と相まって急速に美容と医療は接近し，美容医学が台頭したことなどから美容鍼灸に関心がもたれるようになりました．また美容鍼灸を専門分野として活躍する鍼灸師が現れたことも美容鍼灸への関心を高めた要因と言えます．さらに女性鍼灸師が増えたことも美容鍼灸を普及，啓発させる要因になりました．

　しかしながら美容鍼灸の捉え方や概念には，統一したものはありません．美容鍼灸を標榜している鍼灸師によってまちまちであり，各自の考えのまま展開しているように感じられ，このままでは美容鍼灸は曖昧なまま漂流し，一時的な流行現象として消滅する運命をたどるのではないかと懸念されます．

　美容鍼灸の発展を期すには，学術基盤となる「美容鍼灸学」を構築することが必要です．そして多くの人々から信頼され，安心・安全で，かつ一定の効果が実感できる美容鍼灸を提供することが着実な発展に繋がります．

2. 美容鍼灸の現状

　近年，通常の鍼灸施術に加えて美容鍼灸を取り入れている鍼灸院が増え，美容鍼灸を専門とする鍼灸院もみられます．このような鍼灸院の存在により，一般女性にも徐々に美容鍼灸が知られるようになってきました．

　しかし，美容鍼灸の捉え方や概念が定まっていない状況下において，美容鍼灸という言葉だけが独り歩きをすれば，やがて受療（利用）者に混乱を引き起こすことになりかねません．そうした混乱を回避し，将来に向けた健全な発展を促すためには，美容鍼灸の現状をしっかりと把握し，そこに潜む問題点，課題を明らかにすることがなによりも必要です．その上で美容鍼灸の学術基盤を構築する必要があります．そのことを加速するためにも，美容鍼灸の現状を把握し，問題点，課題に取り組まなければなりません．

　しかしながら美容鍼灸の実態に関する調査は極めて少なく，現状を把握すること

は困難な状況にあります．そこで西村，矢野らが行った「美容鍼灸に関する調査研究」（2012 年）をもとに美容鍼灸の現状を把握することにしました．

　関西圏に在住する受療者（一般女性 350 名）と関西圏で開業している施術者（美容鍼灸を実践している鍼灸師 150 名）の双方を対象に美容鍼灸に関するアンート調査（2013 年）を実施し，美容鍼灸が抱えている問題点，課題を抽出しました（詳細は，医道の日本 72（9）号と 72（10）号，2013 年を参照）．

　以下に調査結果の要点を紹介します．

1）美容鍼灸に対する女性の認知度

　一般女性の美容鍼灸の認知度ですが，美容鍼灸を「知っている」51.1%（116名）であり，半数の女性が知っていました．知るきっかけは，「テレビ」が最も多く，次いで「知人」，「体験」の順でした．

　このように美容鍼灸の認知度は，51%と比較的高かったことから関心の高さが読み取れますが，サンプリングにバイアス（調査範囲の限定や調査者の友人関係等）があることから参考値とします．とはいえ「知っている」と回答した人の約半数がテレビを媒体として知ったことから，美容鍼灸を認知している人はそれなりに多いと推測されます．他の調査では，知る媒体で最も多かったのがインターネットであったと報告されています．テレビやインターネット，雑誌を介して「美容鍼灸」の認知が広がれば，関心・興味をもつ女性が増え，インターネットにアクセスし，より詳細な情報を求めることになります．そのような行動が受療行動に結びつけば美容鍼灸の利用者は増えることに繋がります．問題は，受療行動を起こさせるだけの信頼ある情報をエビデンスに基づいて発信することができるのかです．

2）美容鍼灸に対する女性の受療意向

　西村らの調査では，美容鍼灸の経験者，未経験者を問わず，美容鍼灸の効果として期待する項目を複数あげてもらったところ，最も多かったのは「ツボ（経穴）の持つなんらかの効果」64.3%（146名），次いで「むくみ」60.8%（138名），リフトアップ 52.9%（120名），たるみ 50.1%（115名）の順でした（図 3-17）．

　このように「ツボ（経穴）の持つなんらかの効果」が最も多かったことは，女性の多くは，「美容鍼灸」に身心の健康に対する効果に加えて美容の効果を期待して

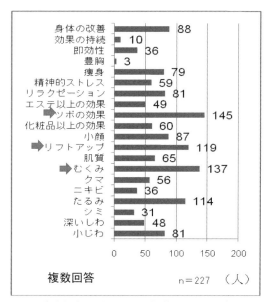

図 3-17 美容鍼灸の効果として期待する項目（複数回答）
「ツボ（経穴）の持つなんらかの効果」が最も多く，次いで「むくみ」，「リフトアップ」
の順であった．すなわち，身体の健康と美容効果への期待であった．

いることを示唆します．つまり美容鍼灸のイメージの核が「ツボの効果」であると
の認識です．このことから美容鍼灸は，他の美容法とは異なるものとして捉えてい
るのではないかと推測されます．それは，「健美」への期待です．

　なお女性の中で実際に美容鍼灸を経験した人は 12.8%（29 名）と少ないのです
が，美容鍼灸を受けてみたいと回答した女性は 67.0%（128 名）と多く，美容鍼灸
に対する関心，期待の大きさが読み取れます．

　美容鍼灸を受けたい理由では，最も多かったのが「なんとなく興味を感じたか
ら」50.0%（64 名），次いで「顔の表面だけでなく，身体の中からの効果がありそ
うだから」42.2%（54 名）でした．「美容によく効きそうだから」は 36.7%（47
名）にとどまりました（**図 3-18**）．この結果は，多くの女性は美容に限定した効果
よりは，美容鍼灸への「興味や健康＋美容」，つまり「健美」への効果を期待して
いることを示しています．

　一方，美容鍼灸を受けたくないと回答した理由は，「痛そう」「怖い」「効果や施
術内容を知らないから」「料金が高そうだから」「不衛生なイメージだから」「効果

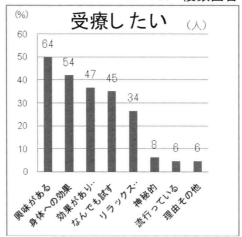

図 3-18　美容鍼灸の受療意向

「なんとなく興味を感じたから」が最も多く，次いで「顔の表面だけでなく，身体の中からの効果がありそうだから」「美容によく効きそうだから」の順であった．このことから多くの女性は美容に限定した効果よりは，健康＋美容（健美）への効果を期待しているようである．

がなさそうだから」といった鍼灸療法の負のイメージに属するものでした．

　以上のことから，美容鍼灸に対する女性の認知度は比較的高く，しかも美容に限定された効果だけではなく，健康と美への期待，まさに「健美」への期待でした．つまり美容鍼灸という言葉は，健康維持・増進に美容という付加価値が付いた鍼灸療法として認識されているようです．問題は，その要望に美容鍼灸はエビデンスをもって応えることができるのかです．

3) 美容鍼灸を実践している施術者の実態について

　美容鍼灸を実践していると回答した施術者の平均年齢は 38.6 ± 9.51 歳で，その内訳は男性 62 名（年齢 39.4 ± 9.16 歳）52%，女性 58 名（年齢 37.7 ± 9.86 歳）48%でした．男女共に平均年齢は 30 代で，比較的若い年齢層の鍼灸師が美容鍼灸を行っていることが分かりました．調査前は女性鍼灸師が圧倒的に多いと想定しましたが，結果は男女ほぼ半々でした．

　開業鍼灸師の性別については，一般論として男性が多いと言われています．小川

らの調査（対象は雑誌『医道の日本』購読者からランダムに1,000人を抽出，アンケート回収率は40%弱）によると男性が85.1%を占め，圧倒的に男性鍼灸師が多い結果でした（小川卓良，形井秀一，箕輪政博：第5回現代鍼灸業態アンケート集計結果【詳報】，医道の日本，2011：70（12）：202-244）．このように一般の鍼灸院では男性の施術者が多いのに対して，美容鍼灸を行っている女性鍼灸師の割合がほぼ半数であったことは，女性鍼灸師であることを活かした鍼灸院として，美容鍼灸を実践したのではないかと想定されます．

　また，施術者の鍼灸治療の臨床経験年数を5年刻みで集計しますと，5年未満が35.1%（40名），5〜10年未満が34.2%（39名），10〜15年未満が11.4%（13名）で10年未満では69.3%（79名），15年未満では80.7%（92名）を占めました．なお一般の開業施術者を対象とした小川らの調査では，15年未満が44.4%であったことと比較すると美容鍼灸に従事する施術者は臨床経験年数15年以下の比較的若い世代の鍼灸師であることが分かりました．しかも約半数が「エステティック」「アロマセラピー」の資格を有する施術者でした．

　このように美容鍼灸を実践している施術者は，臨床経験10年未満の比較的若い世代が多く，その約半数が美容業務に関連した資格や技術を取得していました．このことは美容鍼灸を専門分野とするには美容に関連した知識と技術を併せ持つことの必要性・重要性を認識し，実行していると捉えることができます．

　そのような施術者が美容鍼灸を深化させ，発展させていくためにも美容鍼灸学の学術的基盤を築くことが必要です．

4）美容鍼灸の効果—施術者と受療者の比較

　美容鍼灸の効果について施術者に尋ねたところ，多様な効果をあげました．美容効果に関する項目で50%を超えたのは「リフトアップ」「むくみ」「たるみ」「小じわ」「肌質改善」「小顔」「クマ」「ニキビ」でした．身心の健康に関する項目で50%を超えたのは「身体の改善」「ストレス解消」「リラクゼーション」でした．

　このように美容鍼灸を実践している施術者は，多様な美容効果とともに身心への効果をあげています．しかし，それらの美容効果のエビデンスは明確ではありません．経皮的水分蒸散量などの皮膚のバリア機能を指標とした鍼の効果（水分蒸散量の抑制効果など）に関する報告は散見されますが，美容効果に関しては，多くは印

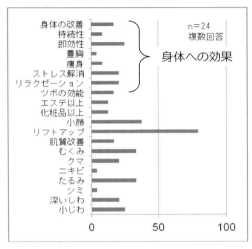

図 3-19　美容鍼灸の効果（印象評価）

美容鍼灸経験者があげた効果の中で最も高かったのは「リフトアップ」であり，施術者の
あげた効果と一致した．しかし，「身体の改善」「ストレス解消」「リラクゼーション」に
ついては50％以下であり，一致しなかった．

象評価によるものです．

　一方，美容鍼灸を経験した女性の主観的評価と言えば，美容に関しては施術者が
効果としてあげた「リフトアップ」「むくみ」「たるみ」「小じわ」「肌質改善」「小
顔」「クマ」「ニキビ」の中で一致したのは「リフトアップ」のみであり，身心の健
康に関する項目の「身体の改善」「ストレス解消」「リラクゼーション」については
50％以下で，一致しませんでした（図 3-19）．

　このことから美容鍼灸を実践している施術者の評価は過大な傾向であり，受療し
た女性の評価は厳しいものでした．印象評価とはいえ，両者の食い違いについては美
容鍼灸を実践している施術者側は真摯に受けとめることが必要です．

　いずれにしてもこれらの評価は印象による主観的評価であり，立場により評価が
異なることから客観指標と併せた総合的な評価が必要です．

3.「美容鍼灸学」の構築を目指して

　美容鍼灸が専門分野として発展するには，美容に関連する様々な分野の知識と技
術が必要です．美容鍼灸は「健康」と「美」を目標としますが，それは人間にとっ

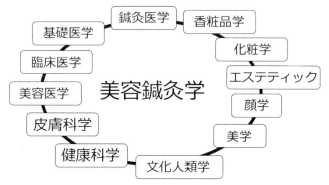

図 3-20　学際科学としての美容鍼灸学

美容鍼灸を専門分野とするには，関連分野の学術に関する知識，技能が必要であり，その基盤となる美容鍼灸学を学際科学として構築しなければならない．その理由は，人間において「美」と「健康」いう究極的な価値と深く関わるからである．

て究極的なテーマです．それだけに美容鍼灸の基盤をなす美容鍼灸学は，**図 3-20**に示す多分野による学際科学として構築することが必要です．

　学際科学としての美容鍼灸学は，鍼灸医学を核として，医学分野では①基礎医学，②臨床医学，③美容医学，④皮膚科学，⑤健康科学，⑥心理学を，美容分野では①香粧品学，②化粧学，③エステティック，④顔学，⑤美学，⑥文化人類学を取り上げ，医学と美容に関する双方の学術分野から構築することが望まれます．

　以下に美容鍼灸学において主要な課題である「美」「顔」「化粧」について述べ，学際科学としての美容鍼灸学をイメージしてみたいと思います．

4.「美」について

1)「美」の意味

「美」について，広辞苑では（1）美しいこと，美しさ，（2）よいこと，りっぱなことと記されており，明鏡国語辞典では（1）姿・形・色彩などが美しいこと，（2）りっぱであること・ほめられるに値すること，と記されています．このように「美」の一般的な意味は，美しいこと，立派なこと，良いこととされていますが，美しいことについては今一つ分かりにくいところがあります．

　「美」について，白川静の字説によれば，美の漢字は「羊」と「大」を合せて出来ていることから，羊の上半身を前から見た形が「羊」で，後ろ足まで加えて上か

ら見た形が「美」の漢字であるとし，羊は犠牲として神に供えられ，その羊は美しく完全であることが求められたことから，成熟した羊の美しさを「美」というと解説されています．

このことから美は大いなる犠牲を意味し，己が命を献げて対象を高めること，また人の倫理の道において最も崇高な行いを意味するとされ，哲学的には美は「善」と関係するとされています．

このように「美」は美形ということだけでなく，良いこと，立派なこと，崇高なことといった精神性の表出も含めて「美」としています．このことから「美」はすべてにおいて「うつくしい」の意味として用いられるようになりました．

2)「美人」と「美しい」

山田氏は，人の美しさに関わる言葉として「美人」と「美しい」を取り上げ，両者に対する外見と内面の使い分けについて語感による分析を行っています．

山田氏の調査では，若年女性において「美人」と「美しい」の使い分けは，「美人」は外見，「美しい」は内面を重視していることが示されました（図3-21）．「美人」について，顔（顔が整っている，顔立ちがきれい等）とプロポーション（スタイルが良い，細い，背が高い，モデル体形等）の要素が主であったと述べています．

では若年女性は，外見，内面が美しいとは何をもって判断しているのかについて，山田氏の調査（表3-3，4）によれば，「外見の美しさ」は顔と身体に関する要素を重視するのに対して，「内面の美しさ」は思いやり，親切，優しさといった精神的な要素を重視するということでした．（出典は山田雅子：外見の美しさと内面の美しさ—外見／内面の重視と美しさの捉え方の特徴，埼玉女子短期大学研究紀要 第30号，2014.）

そこで「美人」と「美しい」に対する重視対象についてクロス集計したところ，「美人」の外見重視の割合は87.1％と高いのに対して，「美しい」の内面重視の割合が62.5％であったと報告しています．つまり「美しい」については内面を重視するものの外見の要素（37.5％）も大きいことが示されました（表3-5）．

上記の調査結果から山田氏は，「美人」は外見重視，「美しい」は内面重視の傾向が強いことを明らかにしました．しかしながら，「外見を重視する群」の中で「美しい」と表現する場合，外見を重視する対象者が4割弱存在していること，逆に「内面を重視する群」の中で「美人」と表現する場合，内面を重視する対象者が

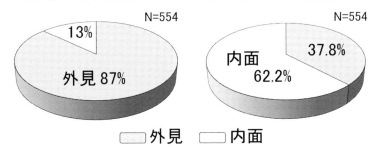

図 3-21　「美人」と「美しい」に対する外見と内面の使い分け

若年女性における「美人」と「美しい」の使い分けは，「美人」は外見，「美しいこと」は内面を重視することを示す．（山田雅子：人の美しさに関わる言葉の語感の分析―若年女性における「美人」と「美しい」の使い分け，埼玉女子短期大学研究紀要　第28号 2013.より作図）

表 3-3　外見が美しいとは（有効回答件数 1504）

分　類	回　答　例	度数	割合
顔 （目，鼻含む）	顔が整っている，顔のバランスがとれている，顔が小さい，素顔でもきれい，目が大きい，鼻が高い等	313	55.60%
身体 （手，足含む）	スタイルが良い，背が高い，手足が長い，ウェストが細い，痩せている，筋肉がある，モデル体型等	310	55.06%
全体的な印象	清潔感がある，清楚，健康的，品がある，落ち着いている等	143	25.40%

分類項目は上位3番目まで（出典は山田雅子：外見の美しさと内面の美しさ―外見／内面の重視と美しさの捉え方の特徴，埼玉女子短期大学研究紀要，第30号，2014.）

表 3-4　内面が美しいとは（有効回答件数 1428）

分　類	回　答　例	度数	割合
人に対する 配慮	思いやりがある，気配りできる，相手のことを考えている，自己中心的でない，人の気持ちを考えられる，周りに気遣いできる	286	50.80%
優しい	優しい，人に優しい，心が優しい，優しさがある等	112	19.89%
対応の一貫性	誰に対しても平等，誰にでも同じ態度，誰にでも優しい，誰にでも親切等	107	19.01%

分類項目は上位3番目まで（出典は山田雅子：外見の美しさと内面の美しさ―外見／内面の重視と美しさの捉え方の特徴，埼玉女子短期大学研究紀要，第30号，2014.）

表3-5 「美人」と「美しい」に対する重視対象（全体）

		美 人		
		外見	内面	計
美しい	外見	150 (27.3%)	56 (10.2%)	206 (37.5%)
	内面	329 (59.8%)	15 (2.7%)	344 (62.5%)
	計	479 (87.1%)	71 (12.9%)	550 (100.0%)

（出典は山田雅子：外見の美しさと内面の美しさ─外見／内面の重視と美しさの捉え方の特徴，埼玉女子短期大学研究紀要，第30号，2014.）

13%存在したことが示されました．これらのことから表情等の内面的特性に関わる内容を外見の美しさとして想起する傾向があること，また礼儀や人に対する配慮等，マナーや思いやりに関わる仕草を内面の美しさとして想起する傾向が見られることを指摘しています．つまり内面の美しさが外見の美しさとして表出され，外見の美しさが内面の美しさとして捉えられることを示唆するものです．

　この指摘は，「美人」「美しい」を外見や内面だけではなく，両者を合せて捉えること，つまり「美」は外見と内面が一体となって表出されるということです．このことを東洋では「内外合一」「形神融合」といいます．外見だけの美人は，東洋には存在しないということになります．美容鍼灸の目指すところは，「内外合一」「形神融合」による「美」であり，それは身心の「健美」ということになります．

　しかし，多くの若い女性は，美人は外見と捉えていることは否定できない事実です．その要望に応えようとしているのが「美容医学」です．美容外科により美形になることで日々の生活が改善されるとすれば，それも必要な分野だと思いますが，美容鍼灸と根本的に異なる点は介入方法と目標の設定です．すなわち人工的に造る「美」と，「形神融合」により自然に表出される「美」を創ることの違いです．

5.「顔」について

　これまで述べてきたように，美人，外面の美しさについては顔の要素が大きいことから「顔」について検討します．

1) なぜ，人は顔をみるのか

　人において顔は，最も見慣れた視覚刺激の一つです．それだけに顔の持つ意味は重要です．人は顔を見ただけで即座に多くの情報を読み取ることができる能力を持っています．

　なぜ，人は顔をみるのかについて，次のように説明されています．乳児は，「顔」のような構造をもつ刺激に対して視覚的偏向を示すと言われています．これは顔に見える図形とそうでない図形に対する乳児の反応を比較した実験から導かれたものです．顔を見ることの少ない乳児においても，顔図形を長く見ることから，顔への視覚的偏向は生得性である可能性を示唆します．産まれたばかりの赤ちゃんであっても生後数日後には母親の顔を好んで見るようになります．まさに「顔」は，感性的なノンバーバルコミュニケーション・メディアとしての役割をもっているため，人は顔を見るのです．

2) なぜ，人には「顔」があるのか

　次に人にはなぜ，「顔」があるのか，という問いです．それはエネルギーと情報を取り入れるために口・目・鼻・耳がついているとの説明です．口が前にあることで動く方向において食物を容易に摂取できるからであり，目・鼻・耳から外界の情報をキャッチし，外敵から身を護ったり，獲物を捕えたりするためであると説明されています．

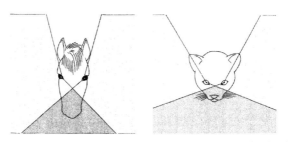

図3-22　草食動物と肉食動物における眼のついている位置の違い
草食動物では外敵から身を護るには視野が広くなるような位置に眼が付いているのに対して，肉食動物では獲物を確実に捕えることができるように三角測量ができるような位置に眼が付いている．(図は原島　博：顔学への招待，岩波科学ライブラリー62，岩波書店　より引用)

　草食動物では，外敵から身を護るため，肉食動物に比して視野が広くなるような位置に眼が付いています．一方，肉食動物では獲物を確実に捕えることができるように三角測量ができる位置に眼が付いています（図3-22）．これらは動物に共通しています．

　動物と人間の顔では明瞭な違いがあります．人間には顔に毛がなく顔が軟らかいことです．特に口の軟らかさは，人間の特徴とされています．このことによって人間は豊かな表情を作りだすことができるようになり，言語を使いこなす能力を獲得したと言われています．

3）多様な「顔」について

　進化の過程で，人間は顔で様々な表情を作ることを獲得しました．顔には毛がなく常に裸であることから，相手とコミュニケーションをとる時には必要な情報が顔に集中し，表出されます．もちろん身ぶり，手ぶり，姿勢，タッチ等によるノンバーバルコミュニケーションもありますが，顔はより多くの豊かな情報を表出し，また相手の顔から様々な情報を読み取ります．まさに「顔」は，感性的なノンバーバルコミュニケーション・メディアです．

　その意味において顔は，多様です．①証明書としての顔，②心の窓としての顔，③道具としての顔，④存在としての顔，⑤文化としての顔，といったように多様な「顔」があります．

　証明書としての顔ですが，相手の顔を見れば，性別，年齢，時には職業が分かります．知っている人であれば，顔を見れば名前まで分かります．このように顔は証明書としての役割をもつことから，顔写真は証明書の代わりとして利用されています．

　また，顔に感情が表出することから心の窓として捉えられています．特に心理学や精神科において表情は重要なサインであり，精神疾患と顔との関係に関する研究も進められています．「心の窓」としての顔は無意識に現れる表情を重視しますが，逆に顔を意識的に変えることによってコミュニケーションする場合もあります．笑顔をつくる，神妙な顔をする，怒りを露わにする，困った顔等，その場に応じて顔を変えることで相手と対応することができます．それは道具としての顔です．つまり顔はコミュニケーションの道具です．

　さらに人間の顔は，その人のコンプレックスであり，プライドであるように，人

間の存在そのものでもあります．実際，顔にコンプレックスを持っている人が多い
ことから美容医学が興りました．美容クリニックを受診する人は，顔を整形するこ
とによって生活が改善されることを望みます．

　また文化としての顔もあります．その時代の社会風潮や美に対する価値観などが
顔に反映されることもあります．特に美人顔や化粧法などは時代によって異なるこ
とが指摘されています．平安時代の美人の要素の一つは，「豊頬」（しもぶくれ）で
した．近年は「小顔」の傾向がみられます．

4）小顔化する「顔」

　近年は，小顔化の傾向にあると指摘されています．「小顔」とは，顔の下半分が
小さい顔のことであり，その代表が子どもの顔ですが，大人の顔においても小顔化
する傾向が見られます．いわゆるしょうゆ顔と呼ばれている顔で，細くて小さいと
いった特徴があります．

　小顔化の原因として，硬いものを噛まなくなったことと食事時間が短くなった
（咀嚼回数の減少）ことが指摘されています．すなわち下顎骨の発達が悪くなった
ことによる小顔化です．図3-23は，100年後の日本人の顔の骨格を人類学の観点
からシュミレーションした「未来の顔」です．「未来の顔」は単にシュミレーショ
ンしたものですが，日本人男性の顔は確実に未来型に近づいています．この小顔化

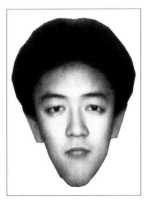

図3-23　100年後の日本人男性の顔
100年後の日本人の顔の骨格を人類学の観点からシュミレーションした「未来の顔」であ
る．（図は原島　博：顔学への招待，岩波科学ライブラリー62，岩波書店　より引用）

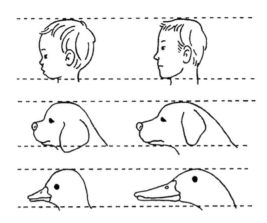

図 3-24　ベビースキーマ

人間や動物の子どもの顔に共通する身体的特徴は, ①額が広い, ②顎が小さい, ③目と目
が離れている等である. これらの身体的特徴をベビースキーマといい, かわいいという印
象を与える.
(山口真美：美人は得をするのか,「顔」学入門, 集英社新書, 2010. より引用)

を医学的な観点から評価すれば, 歯並びはガタガタになり, 咀嚼力も低下すること
から, 小顔化は不健康につながると指摘されています.

　しかし,「小顔」はかわいい印象を与えることから小顔ブームは, 今後も続くこ
とでしょう. 実際, 美容鍼灸においても「小顔」への要求や期待がみられます.

　動物行動学者コンラート・ローレンツは, 人間や動物の子どもに見られる身体的
な特徴 (①額が広い, ②顎が小さい, ③目と目が離れている等) を「ベビースキー
マ」と定義し, この身体的特徴により子どもを「かわいい」と感じるのだと述べて
います (図 3-24).「小顔」はベビースキーマの要件を備えていることからかわい
い印象を与えるのです.

5) 美しい顔と魅力的な顔, いい顔と悪い顔

　女性の顔は, 子どもと同様に目と目の間の距離が長いこと, 目と眉の間の距離が
長いことに特徴があることから, かわいい顔の要素を備えていますが, 女性の顔は
唇が厚いと言う点で子どものそれとは異なっています. つまりベビースキーマと

いった特徴を有すると共に唇が厚いと言った性的魅力を併せ持つのが女性のイメージということになります.

　人は, 相手の顔を見る時は, 目鼻口の形ではなく, それらの配置によって作られる基本構図を認識すると言われます. では, 美しい顔, あるいは魅力的な顔とは, どのような顔を指すのでしょうか.

　美しい顔の典型のひとつが平均顔とされています. 平均顔については, 最近の画像処理技術（モーフィング）で容易に創ることができますが, 果たして平均顔は美しい顔かと言えば異論もあるところです. 原理的には多くの顔が合成されることから歪みが打ち消され, バランスの取れた顔になることは確実であり, それが美しい顔と言われていますが, 必ずしもそうではありません.

　平均顔の作成の利点は, ある集団の顔の特徴を見やすく画像化するものであり, 職業の顔を研究する上で有力な方法になりますが, 誰もが認める「美しい顔」にはなりません. つまり平均顔は整った顔ですが, 忘れられやすい顔でもあると言われているのはそのためです.

　したがって平均顔よりは魅力的な顔に関心が寄せられます. では魅力的な顔とは, どのような顔なのか. それは美しい顔の中にどこか忘れられないところがある顔とされています. すなわち, 記憶に残る顔と言うことになります. ただし, 記憶の残り方には, 見る人の経歴や趣味が反映され, 人により異なることから魅力的で美しい顔を画一的に決めることは困難です. かわいい顔はベビースキーマのように比較的単純ですが, 魅力的で美しい顔は複雑であり, 規定することは難しいと言えます.

　魅力的で美しい顔とは別に「よい顔」と「悪い顔」があります. “よい”“悪い”の意味を人の行動・性質との関連で捉えると, それらが水準より優れているか, 劣っているか, あるいは正しいか, 悪いかの基準に達しているか否かを意味し, この文脈から言えば「顔」の社会的役割が果たされているか否かで「よい顔」か「悪い顔」かになります.

　社会的役割とは, コミュニケーションがとれるか否かです. 顔には様々な顔がありますが,「証明書としての顔」「心の窓としての顔」が社会的役割の顔です. 顔をみれば誰であるかが分かります. また, 顔に表出される感情を含めた様々な情報を読み取ることができます. こうした顔が発する情報を読み取り, コミュニケーショ

ンをします．その場合，良いコミュニケーションがとれる顔が「よい顔」と言うことになります．

　一方，「悪い顔」と言えば，指名手配や凶悪犯などの顔が思い浮かびます．もちろん何らかの情報によって犯罪者と認識したうえで「悪い顔」と判断する傾向があることから先入観によるところが大きいのです．そのような情報がなくても「悪い顔」は存在するのかと言えば，それは「証明書としての顔」「心の窓としての顔」を分からなくした顔です．マスクや深く被った帽子などで誰であるかを分からなくした顔，あるいは無表情で仮面のような顔などです．そのような顔は一種の不気味さを感じさせます．顔はその人の社会での看板であることから言えば，それを隠すということは他者との会話を拒否することになります．すなわち，「悪い顔」とは，コミュニケーションを拒否する顔のことといえます．ただしコロナ禍やインフルエンザ流行の季節においては，マスク着用はむしろ安心感，信頼感を与えます．

6）いい顔とは

　「よい顔」に対して「いい顔」があります．それは，その人の内面が表出された顔で相手を癒したり，和ませたり，元気づけたりする顔です．医療人にはこのような「いい顔」が必要であり「いい顔」で振舞いたいものです．

　「顔」には自分を満足させ，周りの人をよい気持ちにさせる力があります．そのためにも「顔」が幸せになるように身心を健康な状態に保つことが必要であり，「顔」で幸せになることができるように心がけることが大切です．

　「美人」と「美しい」の項で述べたように，内面の美しさが外見の美しさとして表出され，外見の美しさが内面の美しさとして捉えられることから，身心の健康が基本となります．

　東洋医学では「内外合一」「形神融合」といい，内面の美しさと外見の美しさは一体であり，外見だけの美しさは有り得ないということになります．

7）美容鍼灸で「いい顔」に

　近年，顔を研究分野とする「顔学」が注目されています．顔学を学際科学として位置づけ，①顔の哲学，②顔の社会学，③顔の心理学，④顔の演出学，⑤顔の美学・芸術，⑥顔の生理学・医学，⑦顔の進化・遺伝・成長学，⑧顔のコミュニケー

ション学，⑨顔の地理学，⑩顔の情報学・工学により，「顔学」の体系化を試みようとされています．この顔学は美容鍼灸学の構築において重要かつ必要な学問分野であるとともに，顔学の体系化の方法論は，美容鍼灸学の体系化を図る上で極めて示唆的です．

　一方，IT社会の発達によって，顔認証を始め，顔の画像を取り扱うことが多くなってきたことから，顔の持つコミュニケーション・メディアとしての機能，役割に関心が集まっています．そうした気運も相まって顔への関心は様々な分野において高まっています．

　美容鍼灸は身心の健康と美容効果を目的とした伝統医療であると述べました．実際，鍼灸療法には主訴の改善と共に，心地よさも含めたよい気分にするといったリラクゼーション効果があります．このような鍼灸療法のホリスティックな効果は，表情を明るくします．鍼灸治療後，患者の顔が明るくなることを多くの鍼灸師は診療を通して知っています．そのような効果に加えて美容効果を引き出そうとする狙いが美容鍼灸にあります．

　「いい顔」は，その人の内面が表出した顔であり，相手を癒したり，和ませたり，元気づけたりする顔です．こうした「いい顔」は身心の健康によって成り立つことから，美容鍼灸で「いい顔」になるよう支援すること，そのことが美容鍼灸の目指すところではないかと考えています．それは「内外合一」「形神融合」による「美」であり，それこそが「健美」ということになります．

6.「化粧」と「化粧学」について
1）化粧について

　化粧は，ケア（スキンケア，ボディケア，ハンドケア，ネールケア，ヘアケア等），メーキャップ（make-up：顔，手，ボディ，ヘアメイク等），フレグランス（香水等）に分けられます．

　一般的に化粧と言えば，化粧品を利用して直接体表に手を加えることで，メーキャップ的化粧のことを指します．主として顔面への化粧品を用いた装飾的行為です．

　これに対して化粧品を用いずとも自らを慈しむスキンケア的化粧があり，広義の化粧として捉えられています．美容鍼灸は，スキンケア的化粧効果を引き出そうとする効果もありますが，ここでは主としてメーキャップ的化粧について概説します．

　化粧は，「容貌上の魅力を増すことができる」という信念に基づいて行われる行為です．化粧により外面的な身体的魅力が増すということは，"美しくなる"ということです．すなわち「外見の美しさ」を創ることです．そのための技法がメーキャップであり，様々な錯視を利用したメーキャップが発達しました．それを専門とするメーキャップ・アーティストも誕生しました．

2) メーキャップとスキンケア的化粧について

　メーキャップは，色・形・質感の3つの要素を組合わせてイメージを表現しようとします．その技法は幾何学的錯視や色と明暗による錯視の効果を巧みに利用するところに特色があります．図 3-25 は，ミューラー・リヤーの錯視とデルブーフの錯視です．ミューラー・リヤーの錯視を利用して切れ長な目を演出します．またデルブーフの錯視（内円の過大視力）を利用して大きくパッチリとした目を演出します．こうした錯視の効果を巧みに使うことによって魅力を高めようとするのがメーキャップです．

　一方のスキンケア的化粧は，肌を美しく健やかに保つよう手入れすることで魅力を高め，美しくする技法です．若さと肌の美しさが美人に共通する要素であると言われていることからもスキンケアも化粧の一環として重要です．

　メーキャップ的化粧もスキンケア的化粧もその行為において視覚，触覚を刺激するといった共通した内容を持っており，これらにフレグランスを加えることによってさらに嗅覚をも刺激することになります．すなわち化粧は複合的な刺激療法とみ

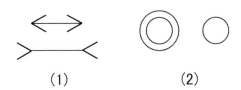

(1) 　　　　　(2)

図 3-25 　ミューラー・リヤーの錯視とデルブーフの錯視
(1) がミューラー・リヤーの矢羽，(2) がデルブーフの錯視を示す．(1) は同じ長さの線分の両端に矢羽を付けた場合，内向きに付けると線分は短く見え（上図），外向きに付けると線分は長く見える（下図）．(2) は円の外側に，少し大きい円を描くと大きく見える．その理由は，左側の外円と内円が同化するために，左側の内円が右側の円より大きく見える．（森川和則：顔と身体に関連する形状と大きさの錯視研究の新展開―化粧錯視と服装錯視：心理学評論，2012；55（3）：348-361.）

なすことができます.

3) 化粧の生理心理学的効果について

　化粧を行う，あるいは受けることによって，①心理的満足度が高まる，②不安感が軽減する，③自尊感情が高まる，といった効果が期待され，ストレス軽減に繋がると指摘されています.

　図3-26は素手による顔面へのハンドプレス（スキンケア）による前頭前野の脳血流量への影響を示したものです.　前頭前野は，「考える」「記憶する」「アイデアを出す」「感情をコントロールする」「判断する」「応用する」などの人間にとって重要な働きを担っていることから，人間が人間らしくあるためにもっとも必要な部位とされています.　またこの部位は脳報酬系とも関係し，心地よさをつかさどります.　ハンドプレスによる顔面部へのスキンケアで前頭前野の血流量が増加したことは，顔面部の皮膚血流の増加とともに心地よさを引き起こし，リラクゼーション効果が期待されます（**図3-27**）.

　図3-26，27で示したように，化粧をする，あるいは化粧を受けることによって生理心理学的な効果が得られます.　また化粧によって魅力が増すことで自信や自己充足感が高くなり，アイデンティティの自覚と形成を促すことにもなると言われています（**図3-28**）.

　こうした化粧による生理心理学的効果が対人的効用として役立つことに繋がるこ

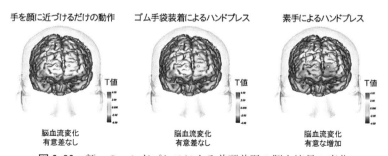

図3-26　顔へのハンドプレスによる前頭前野の脳血流量の変化
素手によるハンドプレスによって，前頭前野の血流変化量が安静状態よりも有意に増加することが認められた.（出典：花王広報部　ニュースリリース発表資料：2018年10月12日，改写引用）

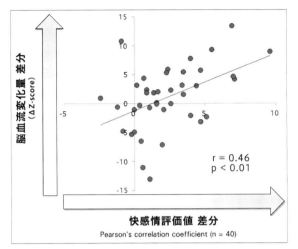

図 3-27　ハンドプレスで得られる "心地よさ"
素手によるハンドプレス条件と各コントロール条件の前頭前野の血流変化量の差分と，快感情評価値の差分とが中程度の正の相関を示した．（出典：花王広報部　ニュースリリース発表資料：2018 年 10 月 12 日）

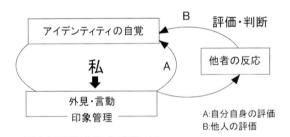

図 3-28　化粧の社会心理学的効果
化粧によって魅力が増すことで，自信や自己充足感が高くなり，アイデンティティの自覚と形成を促すことが指摘されている．（伊波和恵：顔と化粧，「顔」研究の最前線，北原卓真，野村理朗・編著，北小路書房，2005.）

とから，多くの女性は化粧をすることが日常的行為になったものと思われます．すなわち社会心理学的効果が期待できるということです．

　これまで化粧について概略的に述べてきました．化粧についても，その学術的基盤として「化粧学（Cosmetology）」が提唱されています．それは学際的な学問分

野として発展させることを指向するものです．なお，フレグランスをアロマとして利用し，医療分野への応用が試みられ，この分野もアロマコロジー（Aromachology）として発展しようとしています．このように化粧学は，単にメーキャップ的化粧に留まることなく，健康心理学，社会心理学の効果としても発展する可能性があります．

　この視点は「美容鍼灸学」においても同様で，「健美」による多様な効果の検証を通して「美容鍼灸学」の質的充実をはかり，信頼される「美容鍼灸学」を構築することが必要です．

7. 学際科学としての美容鍼灸学

　これまでの健康観は，病気か健康かの二分法で，病気でなければ健康であると捉えられてきました．しかし，近年の健康観は多様であり，そこに「美」という価値を加えるとなれば，新たな健康観の提唱に繋がることでしょう．

　身心一如，身心不二の身体観を基盤とする鍼灸医学においては，「美容鍼灸」は外形的で形成的な美を目的とするものではなく，身心の健康をベースとして内から滲み出る「美」が自ずと表出されるようにすることになります．

　そうであれば，当然ながら鍼灸医学だけで「美容鍼灸学」を構築できるものではなく，図3-20で示したように学際科学としての美容鍼灸学を構築し，発展させることが美容鍼灸の着実な発展に繋がるものと確信しています．しかし，その道を拓くことは簡単ではありません．長い道のりになりますが，人間において「美」と「健康」という究極的な価値を希求する美容鍼灸学を構築するという強い信念と覚悟をもって臨まなければなりません．その意味において美容鍼灸学の構築は，鍼灸医学の究極の目標でもあると言えます．

参考文献
1) 竹原卓真，野村理朗・編集：「顔」研究の最前線．北大路書房．京都市，2005.
2) 原島　博：顔学への招待．岩波書店，東京，1999.
3) 山口真美：美人は得をするか．「顔」学入門，集英社新書，集英社，東京，2010.
4) 山田雅子：現代女性の美人観における外見と内面の分析―女子短大生が抱く美しさの構造―．埼玉女子短期大学研究紀要，2009；29：79-91.
5) 山田雅子：人の美しさに関わる言葉の語感の分析―若年女性における「美人」と「美

しい」の使い分け．埼玉女子短期大学研究紀要，2013；28 号；113-123．

6）山田雅子：外見の美しさと内面の美しさ─外見／内面の重視と美しさの捉え方の特徴．埼玉女子短期大学研究紀要，2014；30：95-108．

7）王　財源：伝統医療文化における形神観と「美」の研究─鍼灸学の肉体と精神─．関西医療大学紀要，2015；9：1-9．

8）王　財源：中国伝統医学における皮膚美容の文献的検討．日東医雑，2014；65（2）：124-137．

9）藤枝久世，鈴木　聡，張 文平：日本における美容鍼灸の現状．東方医学，2008；24（3）：1-12．

10）矢野　忠，西村理恵，安野富美子：美容鍼灸の現在と未来－「美容鍼灸学」の構築に向けて．現代鍼灸学，2014；14：29-46．

11）加川 大治：皮膚と鍼灸─医学における皮膚とは何か．皮膚症状に対する鍼灸治療の有効性から考える．鍼刺激による皮膚性状への影響，全日本鍼灸学会雑誌，2009；59（4）：347-351．

第4章　日本鍼灸の特質と鍼灸教育

第1節　日本鍼灸の特質—鍼灸医学のスタンダードに ── ◇　◇　◇

　　日本鍼灸の特質は，"多様性"であるとされています．その多様性が開花したのは鎌倉時代以降であり，江戸時代においては杉山和一の古典派，菅沼周圭の実証派，石坂宗哲の漢蘭折衷派が形成され，それが日本鍼灸の原型となって発展してきました．また，日本鍼灸はその発展過程において，洋の東西を問わず，様々な医学を取り込んで進化してきたことから伝統医学のグローカル化モデルとして世界のスタンダードになる要素を多分に有しています．

1. 伝統としての鍼灸医学

　現代西洋医学がグローバル化の道を歩んできたのに対し，世界各国の伝統医学はローカル化の道を歩んできました．日本においては日本鍼灸として，漢方医学は和漢として独自の道を辿ってきました．

　広辞苑によれば，「伝統とは，ある民族や社会・団体が長い歴史を通じて培い，伝えてきたもの（風習，学問，芸術，信仰，制度，思想等）」とされ，特にそれらの中心をなす精神的な在り方を指すと記されています．そうであれば，他国から伝えられた伝統医学であっても，その国の地理的条件，気象，文化，科学的思考，そこに住む人々の心性（mentality，メンタリティ）等によって改変され，その国独自のものに変化していくことは必然です．つまり伝統はローカル化の道を辿り，発展していくことが必然ということです．

　日本の鍼灸医学は，古代中国を発祥としていますが，わが国に伝来してからは独自の発展を遂げました．伝来当初は中国の模倣でしたが，時間の経過とともに日本の文化的，精神的風土の影響を受けて徐々に改変され，日本独自の鍼灸医学として発展しました．このことは日本だけの特異な現象ではありません．他の国においても同様で，韓国では「韓医学」として発展しました．

　このように伝統の様式等は，決して時間的，空間的に固定されたものではなく，その国の，その時代の文化的，精神的風土等の影響を受け，時代の変遷に伴って変化していくものです．それが伝統における進化であり，時代の要請に応える力となります．むしろ伝統が継承すべきは，その様式等の"かたち"ではなく，伝統の根底をなす根本の思想であり，精神です．

　つまり伝統の"かたち"は不易ではありません．その根本をなす思想や精神は，時代を経ても揺らぐことがなく，しかもその本質を変えることなく時代に即して"かたち"を変化させていく，このことこそが伝統の伝統たる所以です．もし本質そのものが変容するようであれば，もはや伝統ではなく，別ものに変化したということです．

2. ローカルとしての伝統医学からグローバルへ

　伝統という特殊性において，鍼灸医学は再創造を繰り返し，進化していくことになります．したがって各国の鍼灸医学の様式等は国々によって異なり，国際的にみれば多様性を帯びることになります．もしプロトタイプを堅持し，継承することが伝統とすれば，伝統医学のかたちは固定化され，多様性は失われます．つまりすべての国においても金太郎飴のように同じ鍼灸医学になります．そうなれば伝統医学は現代西洋医学と同様にユニバーサルでグローバルな医学に変わってしまい，もはや伝統医学ではなくなります．

　上記したように伝統としての鍼灸医学は，その国の時代の文化的，精神的風土等の影響を受けながら変化していきます．つまり，その国のその時代に生きる人々のための医学であり，アイデンティティでもあります．その意味において伝統医学は極めてローカルです．

　一方，伝統医学と対極にある西洋医学の発展過程をみると，その起源は西洋のある国（例えば古代ギリシャ）に興ったひとつの伝統医学でしたが，その発展過程において客観化，理論化，標準化され，グローバル化していきます．このことは伝統医学のそれとは本質的に異なります．換言すれば西洋医学は，いかに普遍的な理論に基づいて標準化するかが医学の命題でした．その基盤となった科学思想は，要素還元主義で，その思想により西洋医学は飛躍的に発展しました．

　このように西洋医学は時代の価値観や文化的，精神的風土に影響されることな

く，むしろそうした曖昧さを拒否してきました．重視した視点は，客観性，再現性，普遍性といった科学的なものでした．このことにより現代の西洋医学は，世界中のあらゆる国で受容され，実践されています．まさに現代西洋医学は，ユニバーサルでグローバルな医学です．

このように，伝統医学である鍼灸医学と現代西洋医学の発展過程は，ローカルとグローバルの対比でもあり，文化と文明の対立とも受け取れます．しかしながら，最近はそのような両者の枠組みを超えようとする動きがみられます．それがグローカルです．この用語はグローバルとローカルの統合を意味する造語ですが，グローカル化（glocalization）の潮流が様々な分野で世界的に起きています．

医学・医療分野においてもグローカル化の波がみられます．誰のための医学・医療か，それぞれの医学の限界性を踏まえ，その課題を問い続ける過程で新しく生まれた医療に統合医療があります．それはユニバーサルでグローバルな現代西洋医学とローカルな伝統医学との統合であり，このような動きはグローカル化の潮流とは決して無縁ではありません．また，そのことは文明と文化の統合とも言い換えることができます．

3．日本鍼灸の特質の形成

伝統医学である鍼灸医学は，国際的に多様であることの必然性について述べましたが，日本鍼灸の特色はどのような歴史的変遷を経て形成されたのか，私見を交えて紹介します．

1）隋唐医学の日本化のきざし

飛鳥時代から奈良時代，そして平安時代にかけて日本は隋唐医学を積極的に輸入し，そのままの形を受け入れて利用しました．そのことは「医疾令」による医事制度（医療制度，医学教育制度）に見られます．「医疾令」は大宝律令に定められた法令（消失し，今は養老令の復原逸文による）で，医療システムを官僚制度の下で国有化することを目指しました．しかし，この制度はやがて形骸化し，平安末期には崩壊しました．

鎌倉時代に移ると隋唐医学の模倣から脱却しようとするきざしが現れます．いわば日本化の前兆です．鎌倉時代は，武家政治のもとに文化が庶民にまで及んだ時代

でした．時代の雰囲気もあってか，庶民の間では灸療法と湯治が広まり，医学は実用的なものへと変貌し始めます．やがて武家社会の中から傑出した医家が誕生します．

　その代表が『頓医抄』を著した梶原性全（1265-1337）です．『頓医抄』は北宋の『太平聖恵方』（992年）の影響を色濃く受けていますが，性全の自説も記されており，経験と実用を重視したことが伺われます．なお『頓医抄』には，日本で初めての色彩豊かな五臓の図が掲載されており，当時の外科的手段の一つとして用いられていた火鍼が紹介されています．

　このように隋唐医学から脱却し，日本化のきざしが起こります．それは当時の医学が宮廷から庶民へと広がっていったことと無縁ではありません．そのような社会の変化が，医家をして日本人に合う実用的な医学を指向させたと考えられます．

2）日本鍼灸医学の形成

　室町時代に入ると医官制度は退廃し，宮廷での鍼療法が衰退していく一方，庶民の中に鍼術に優れた医家が台頭してきます．その代表が竹田晶慶，田代三喜です（図4-1）．特に田代三喜は李東垣・朱丹渓の李朱医学を日本にもたらし，それが曲直瀬道三に伝えられ，後世派の理論的基盤を築きます．

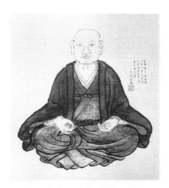

図4-1　田代三喜の像

15歳で妙心寺派の寺で僧籍に入り，23歳の時に明国に渡り，34歳で帰国するまで僧医月湖のもとで医学を学び，修行した．明では月湖から李東垣や朱丹渓の医学（李朱医学）を学び，日本に初めて李朱医学を導入した．田代三喜の特色は，「基本処方＋加減方」である．この方法論は局方医学の長所を取り入れながら，個々の患者の病証に対応したもので，局方医学の欠点を克服したすばらしいもので日本医学の特色となる．（図は『医家先哲肖像集』より）

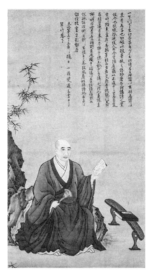

図4-2 曲直瀬道三の像

曲直瀬道三は田代三喜に師事し，李朱医学を学び，自らの経験と李朱医学の立場から古今の医説を融合して『啓迪集』，『鍼灸集要』を著し，わが国における実証的医学の端緒を切り拓いた．『鍼灸集要』は，総合的な鍼灸書である．道三は鍼灸の重要性と必要性を力説し，鍼灸治療の原則を示した功績は大きく，後世に多大な影響を及ぼした．特に診察に当たっては"臨機応変"の重要性を説き，理論にとらわれず，患者一人ひとりに応じて診療することを重視した．（図は公益財団法人武田科学振興財団の杏雨書屋蔵）

　田代三喜（1465-1537）の特徴は「基本処方＋加減方」で，この方法論は局方医学（決められた処方による漢方）の長所を取り入れながら個々の患者の病証に対応したもので，局方医学の欠点を克服した素晴らしいものです．つまり外国の医学をそのまま使うのではなく，日本人に適合するように"加減する"という柔軟性を導入し，これが日本の伝統医学の特色となります．

　時代は移り安土桃山時代に入ると宮廷での鍼術は一層衰えていきます．逆に民間では流派を興す医家が相次いで現れるようになり，その中で傑出した医家が曲直瀬道三（1507-1594）です（**図4-2**）．

　曲直瀬道三は田代三喜に師事し，李朱医学を学び，自らの経験と李朱医学の立場から古今の医説を融合して『啓迪集』を著しました．曲直瀬道三は「神仏の加護や因襲にとらわれたため，どれほどの命を失ってきたと思うか」と述べ，呪術などによる医術を戒め，日本における実証的医学の端緒を切り拓いた人物でもあります．

しかも漢方だけではなく，鍼灸の重要性と必要性を力説し，『鍼灸集要』を著して鍼灸治療の原則を示した功績は大きく，後世に多大な影響を及ぼします．臨床では患者の性，年齢等によって病気の起こり方が異なることを踏まえ，診察に当たっては"臨機応変"の重要性を説き，理論に囚われず，患者一人ひとりに応じて診療することを重視しました．曲直瀬道三の「臨機応変」は田代三喜の「加減方」と通底するものであり，これらが日本医学（漢方医学と鍼灸医学）の特色となり，そのことは今も継承されています．

3）日本鍼灸医学の原型

鍼灸医学が中国からわが国に伝来したのは，562年（僧智聡が仏典とともに鍼灸医学書を携えて来日した年）とされています．当時は古代中国医学（主として隋唐医学）の模倣でしたが，時代を経る過程で徐々に日本化していきます．それが開花したのは安土桃山時代であり，御薗流，夢分流，入江流，吉田流などの優れた流派が台頭します．多様性を特色とする日本鍼灸医学の原型は，この時代に興りました．

夢分流は打鍼術の開祖とされる御薗夢分斎が興したといわれています．打鍼術は経絡を無視して臓腑を重視し，夢分流腹診に基づいて打鍼を小槌で打つという独特の鍼術で，日本独自のものです．

また，入江流を創始した入江頼明（生没年不詳）の鍼術は謎とされてきましたが，入江流の秘伝書である『入江流針之書』が発見され，入江流鍼術の全容が明らかにされました．その書には繊細な刺鍼手技が記述されており，それらは中国，朝鮮から伝来されたものではなく，日本独特のものであることが明らかになりました．入江流の繊細な鍼術は，後の杉山真伝流となり，日本独自の鍼術を編み出すことになります．

そして江戸時代初期に近世日本鍼灸医学の中興の祖である杉山和一が現れます（**図4-3**）．杉山和一（1610-1694）は，管鍼法を創始したと言われています[注1]．杉山和一は入江流の長所を取り入れ，管鍼法をもって繊細で多様な刺鍼手技（杉山真伝流）を編み出し，日本の鍼術を体系化しました．また，診察においてはとりわけ切診を重視しました．腹診では「皮膚を軽く押して衛気を，重く押して営気を伺う」といった高度な診察が行われました．このように切診をより重視するといった

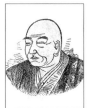
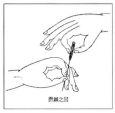
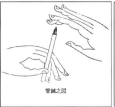
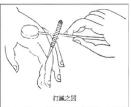

杉山和一　　　撚鍼法　　　　管鍼法　　　　打鍼法

図 4-3　杉山和一と管鍼法

杉山和一は，伊勢の国の出身．管鍼法を創始したと言われている．江戸に出て入江流を受け継ぐ山瀬琢一に師事．その後，竹筒とその中にあった松葉からヒントを得て，杉山流管鍼（くだばり）を考案．これが管鍼法となったと言い伝えられている．その後，京都に出て，入江豊明に師事し，入江流を学び，奥義を究めた．入江流の長所を取り入れ，管鍼法をもって江戸にて開業，名声を博する．鍼治講習所を開いて，多くの門人を育てる．将軍綱吉の命を受けて，鍼術の振興と教育に尽くした．（図の杉山和一像は日本医学史綱要1より）

診察法は日本鍼灸の特色となり，後世に大きな影響を及ぼすことになりました．

（注1）管鍼法の創始者については，これまで杉山和一とされてきましたが，大浦慈観著『杉山真伝流臨床指南』の中で杉山和一が創始したのではなく，入江流からの伝授であることが簡潔に述べられています．杉山和一は，管鍼法による鍼術の大成者であるとの見解が示されています．

　江戸時代中期になると古方派が台頭します．古方派の特色は，古代中国の聖賢（特に張仲景）によって示された医学の真髄を親試実験（実際に効果を評価し，有効であった治療を採用）により検証することでした．今日で言うエビデンスに基づいた医療を試みようとしました．

　この古方派の考え方に強く影響を受けた鍼術家が菅沼周圭（1706-1764）で『鍼灸則』を著しました（図 4-4）．『鍼灸則』の巻頭の凡例に「鍼灸には，効果の大きな要穴がある．私は，常々用いているのは70穴にすぎないが，諸病を癒すのにはそれだけでこと足りる」といった内容が記されています．このように菅沼周圭は従来の経絡理論や陰陽五行論，補瀉迎随や禁鍼穴，禁灸穴などの煩わしい理論・理屈を排し，臨床的に効果のある経穴70穴を重視する方針を打ち出しました．菅沼周

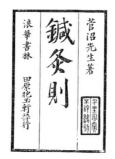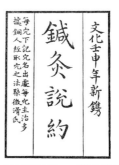

図4-4　菅沼周圭の『鍼灸則』と石坂宗哲の『鍼灸説約』

菅沼周圭の『鍼灸則』巻頭の凡例に「鍼灸には，効果の大きな要穴がある．私は，常々用いているのは70穴にすぎないが，諸病を癒すのにはそれだけでこと足りる」と記されている．石坂宗哲は，オランダ医学を鵜呑みにすることなく，また古来の経絡を否定もせず，あくまで『黄帝内経』に根を下ろしつつ，外来の新説も柔軟に受け入れ，臨床に則する姿勢を貫いた．そのことを見事に著した一書が『鍼灸説約』である．（図は丸山敏秋：鍼灸古典入門—中国伝統医学への招待，思文閣，京都，1987．より）

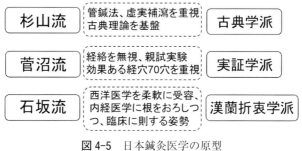

図4-5　日本鍼灸医学の原型

圭は経絡をとらず，禁穴を言わず，刺鍼施灸のドーゼを固定せず，瀉血を重視したことは，要穴と補瀉迎随を基本とした杉山流鍼術とは明らかに異なるものです．

　こうした親試実験を重視する古方派の姿勢が，オランダ医学を積極的に受容する上で果たした役割は大きく，やがて漢蘭折衷派の医家の台頭を促すことに繋がります．その代表が石坂宗哲です．石坂宗哲（1770-1841）は，その著『鍼灸説約』（図4-4）において「孔穴を十二経脉に付するようなことは児戯に等しい」といい，従来の経絡経穴説を排しながらも，経絡は宗気，血液の流れとして神経・血管に同化させようと試みました．ただ臨床的には菅沼周圭と同様に経穴の運用のみで十分で

あるとする立場を取りました.

　このように江戸時代には図4-5に示す3つの異なる鍼灸学派が成立しました. 1つ目が杉山和一の補瀉迎随を重視した古典的な鍼灸学派, 2つ目は菅沼周圭の臨床的に有効な経穴を重視した実証的な鍼灸学派, 3つ目は石坂宗哲のオランダ医学の考えも取り入れた漢蘭折衷の鍼灸学派です. これら3つの鍼灸学派はいずれも日本人の感性によって打ち立てられた流派であり, 今もなお息づいています. これら3つの学派は, 現在の日本鍼灸の原型と言えましょう.

4. 現代の日本鍼灸医学の学派

　562年, 僧智聡によってもたらされた古代中国の鍼灸医学は, 外来医学としてそのまま受容されましたが, 鎌倉時代以降, 徐々に日本化が行われ, 江戸時代には隆盛を極め, 日本鍼灸の原型を形成するに至りました.

　しかしながら明治時代に移ると日本の国情は大きく変わり, 西欧化, 近代化が急速に進み, 多くの日本独自の伝統は排斥, 棄却されることになりました. そのことは医学に対しても例外ではなく, それまで日本の正統医学であった漢方医学, 鍼灸医学はその座を追われ, 西洋医学（主としてドイツ医学）にとって代わられることになりました. その理由は, 日本の伝統医学が臨床的に劣っていたからではなく, 当時の富国強兵という国策のもとに外傷や感染症に強い医学を必要としたことによるものでした.

　その後, 鍼灸は視覚障害者の業として許されることになりましたが, 医療制度の枠外に位置づけられ, その位置づけは今も変わることなく続いています. このような厳しい制約の下に日本の鍼灸医学は歩み続け, 幾多の変遷を経て現在では図4-6に示す3つの学派が活動しています. それは江戸時代に形成された日本の鍼灸医学の原型を基礎としたものであり, この多様性が日本鍼灸の特質になりました.

　図4-6に示すように現在は伝統医学学派, 現代医学学派, 東西医学折衷学派が活動していますが, 多くの鍼灸師は東西医学折衷学派に属します. このことは西と東の医学の理論を使い分けて診療をしているとの指摘もありますが,『黄帝内経』の世界には双方の視点がすでに組み込まれていると著者は捉えています. 阿是穴の発現をはじめ局所病態について現代医学的な説明ができなかっただけであり, 臓腑-経絡経穴理論から溢れた現象をも取り込んで診療体系を構成しているのが古典で

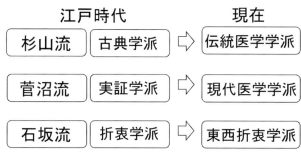

図 4-6　現在の日本鍼灸医学の学派

す．したがって多くの鍼灸師が東西医学折衷学派として臨床に従事していることは
極めて自然なことです．

5.　日本鍼灸の特色

　日本鍼灸の特色は，診察法，治療法，鍼灸用具に具体的なかたちとして現れてい
ます．それらの特色は，日本の文化的，精神的風土により醸成された身体観や技能
により形成されたものです．

1）診察法の特色

　診察法においては，東洋医学的には切診（切経，腹診，脈診）を，現代医学的に
は理学的検査法や触診法を重視します．いずれも"触"による診察法（切診，触
診）であり，共通性がみられます．

　なぜ，切診（触察）を重視するか，それには日本人の身体観が影響していると考
えています．日本人の身体観は，「身」で象徴されるように「身心一如」の身体観
です．したがって身体的な所見はもとより，精神心理的な変化も身体に表出される
とし，それらの所見を触覚で確認できる部位として体表を重視したと思われます．
しかも体表（体壁も含む）に表出される視覚では確認できない様々な所見（筋緊張や
硬結，組織の軟弱，圧痛など）を診ることから切診を重視したものと考えられます．

　また，そのことは取穴においても同様です．経穴を取穴する際，日本では微細な
経穴反応を触察により確認し，経穴部位を決定します．この取穴の仕方は日本鍼灸
の特徴として継承されてきたものです．また日本独自の経絡治療においても見えな

い「気」の変調を的確に把握するには脈診でしか捉えることができないとし，主証決定を脈診（脈差診）で行うといった大胆な診察法を開発し得たのも，日本人の身体観と深く関わっているものと考えています．

　一方，体表から深部を探る現代医学的な診察法（圧痛点，圧診点，局所解剖による触察，理学的検査法，臓器触診，聴診法など）も積極的に取り込み，病態把握に努めています．

　なぜ伝統医学に現代西洋医学の診察技術を取り込むのかと言えば，圧痛や硬結等の阿是穴の経穴反応を現代医学的に捉え，的確に局所病態を把握し，より有効な治療をするためです．このことは古典理論と相反するものではなく，臓腑-経絡経穴理論から外れた生体反応としての阿是穴への刺鍼は臨床的に有効であることを古来，認識していたからです．

　現代医学的診察を鍼灸師が行うもう一つの大きな理由は，鍼灸療法の適・不適の判断を行い，適切な対応（医療先行など）をとるためです．病名の診断を行うことではなく，臨床推論による推定診断に基づいて鍼灸療法の適応・不適応・禁忌を判断し，受療者のリスクを最小化するとともに最大の治療効果を得る機会を損なわないようにするためです．そのために現代西洋医学的な診察法を積極的に取り入れたのです．

　図4-7は，現代西洋医学的な診察法により鍼灸療法の適・不適を判断し，その上で治療対象と判定したならば，局所的な愁訴の軽減に現代医学的な観点から鍼灸療

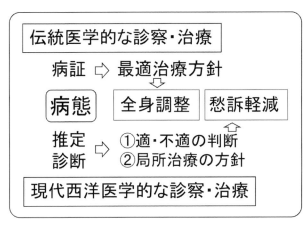

図4-7　日本鍼灸医学の診察と治療の基本構造

法を行い，身心の全身調整には伝統医学的な診察法による病証に基づいて鍼灸療法を行う日本鍼灸医学の基本構造を示したものです．

2）刺鍼手技と鍼灸用具の特色

(1) 刺鍼手技の特色

　日本の刺鍼手技は，繊細で多彩です．それを可能にしたのが管鍼法と細い鍼の製造技術です．鍼管を用いることによって，より細い鍼の刺鍼操作が可能となり，そのことが繊細で多彩な刺鍼手技を編み出すことを促しました．

　曲直瀬道三は，鍼灸臨床において臨機応変の妙を指摘しました．その観点はその後の鍼灸臨床に生かされ，理論にとらわれず「個」に適した最適な治療を行う姿勢へと発展していきます．

　「個」に適した治療を行うには，受療者個々の状態（病態，感受性，年齢，性別等）に応じた刺鍼技術が必要です．刺した鍼とそれに応ずる生体の反応との関係を刺鍼抵抗感や鍼妙などとして捉え，目的とする効果を得るために適切な刺鍼手技を駆使することを鍼灸治療の要諦としました．日本の刺鍼手技は，決して鍼の機械的刺激による物理的刺激量によって生体機能を意図的に操作しようとするものではなく，生体が自らの治癒力を円滑に発揮できるように，必要とされる生体反応を引き起こすことを重視しました．そのために必然的に多様な刺鍼手技が開発されました．このような観点は，中医鍼灸の透天涼のように強刺激による刺鍼手技でもって放熱を促して病態を改善させようとするものとは本質的に異なります．

(2) 鍼灸用具の特色

　鍼用具についても細い鍼から太い鍼，短い鍼から長い鍼と精巧で多種類の鍼が開発されています．さらに古代九鍼を改良した新しい鍼として皮内鍼，円皮鍼，灸頭鍼，小児鍼，日本独自の打鍼なども開発されています．

　こうした多種類の鍼を用いて刺鍼深度（体表から深部組織まで），刺激時間（短時間から長時間），刺激の変化の3要素によるバリエーションを自在に操作し，目的とする効果を得ようとしました．

　その他にも現代の鍼として低周波鍼通電装置，TEAS（SSP療法，表面ツボ低周波療法など），レーザー鍼なども開発されました．灸用具についても多種類の温灸

の開発とともに電気灸，マイクロ波灸，冷灸などが開発されました．これらは，伝統的な鍼や灸の用具を機能拡大させたものです．

　このように多種類の鍼灸用具が開発されたことは，病態の改善に必要とされる生体反応を効果的に発動させ，治療効果を高めるためであったと考えられます．それは，日本人が物作りにおいて多種類の道具・用具を開発し，それらを巧みに用いて目的とする製品や産物を造ることと通底するものです．大工用具や料理用の包丁においても，日本人ほど多くの道具を使いこなす民族は例を見ないと言われています．鍼灸用具においても同様であり，ここに日本の伝統精神を垣間見ることができます．

3）治療法の特色

　現代日本の鍼灸治療を大別すると3つに分けられます．1つ目は伝統医学的な治療，2つ目は現代西洋医学的な治療，3つ目は両者の併用による折衷的な治療です．

　伝統医学的な治療は，日本で創始された経絡治療のほかに中医鍼灸，韓医鍼灸などです．一方の現代医学的な治療法は，病態把握に基づく治療，反射理論（体表—内臓反射，内臓—体表反射理論）に基づく治療，反応点（トリガーポイント，圧診点，電気運動点など）による治療などです．それらを日常臨床においては単独あるいは両者を併用して治療します．

　このように現代の日本鍼灸は，伝統医学理論に重きをおく療法，現代西洋医学理論に重きをおく療法，それらを併用した療法を行っています．それぞれの療法には適応する病態があり，限界もあります．そのことを踏まえて，それぞれの療法の限界を補完し，あるいは補強するために複数の療法を併用します．

　多くの鍼灸師は単一の治療法で終始することなく，病態に応じて伝統と現代の異なる療法を併用し，高い臨床効果をあげようとします．これが現在のわが国における平均的な鍼灸療法のかたちです．まさに東西両医学の知識・技術を活かした東西医学折衷学派の鍼灸療法です（図 4-8）．

　なぜ，理論が異なる治療法を併用して鍼灸臨床を展開することができるのか．漢方医学の場合は，病証に基づいた療法（随証療法，弁証論治）が基本です．証に基づかない限り処方が立てられない仕組みになっています．そのため診察から治療に至るすべての過程は，伝統医学理論に基づかなくてはなりません．

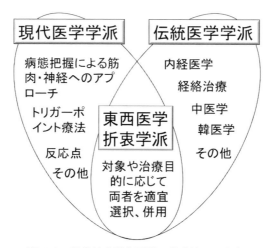

図4-8　現代日本鍼灸医学の治療法のかたち

　しかし，非薬物療法である鍼灸医学の場合は，阿是穴で象徴されるようにトリガーポイント，圧痛点等をも取り込むことができる柔軟性があります．このような考え方は，すでに古刺（九刺，十二刺，五刺）の運用にみられます．例えば筋痺の治療に恢刺を用います．この刺法は，経絡経穴によらず関節周囲で筋腱移行部の反応点に鍼を刺し，筋肉の過緊張や攣縮による痛みを治療します．現代西洋医学的に説明するとすれば，腱紡錘のIb抑制の機序（自己抑制，自原抑制）を介して当該筋の過緊張を改善させると説明できます．

　古刺の刺法にみられるように，鍼灸医学にはすでに現代西洋医学的な視点が内包されています．現在は解剖学や生理学の知識を活用することで，より適切な治療ポイントを定め，その効果を説明しようとします．

　鍼灸医学は臓腑-経絡経穴系を主要な基礎理論としていますが，そのことだけに捉われない柔軟性と自在性を有しています．そうしたダイナミズムを鍼灸医学は，基本的に内包しています．その特性を遺憾なく発揮させるために東西両医学の知識や理論を活用し，より効果的な治療を行おうとしているのが日本の鍼灸医学です．

6. 日本鍼灸医学を世界のスタンダードに

　隣国の中国，韓国，さらにはベトナムでは，鍼灸医学を国の正統医学として医療

制度の中に組み込み，現代西洋医学に併存するかたちで機能させています．さらにそれらの医学を文化的遺産として，また知的財産として世界に向けて発信しています．いわば自国の鍼灸医学を国のアイデンティティー（identity）として戦略的に利活用しているのです．

　それに比べるとわが国の鍼灸医学は，悠久の歴史の中で日本の伝統医学として国民の保健に貢献してきたにもかかわらず，明治時代以降，医療制度の枠外に置かれ，その位置づけは今も変わることなくそのままの状態です．このことは日本の鍼灸医学に対する厚生行政の評価であり，そのためか，国の支援は極めて乏しい状況です．当然ながら WHO や ISO（International Organization for Standardization：国際標準化機構）における鍼灸の国際標準化に向けた会議において，日本は諸外国に比して国際競争力は弱く，研究面においてより顕著です．

　このような特殊な状況に置かれた日本の鍼灸ですが，その内容は世界に誇れる多くの優れた特色を持っています．その特色は，多様性と自在性に富み，創造的であるということです．具体的には診察法，鍼灸手技，鍼灸用具にみられるように，特定の理論だけに捉われず，柔軟な観点で必要な他の理論を取り込みながら多様性を創造してきました．その精神は今もなお継承され，他の医学・医療分野の知見を積極的に取り込みながら進化しています．

　このような特色をもつ日本鍼灸医学は，世界のスタンダードになり得るものです．カウンターメディスンとしての伝統医学を誇るだけでは，鍼灸医学を進化させることはできません．つまり特定の理論による自縄自縛から脱却し，進化しなければ，やがて鍼灸医学は消滅するか，現代西洋医学に吸収されてしまうことになります．その意味において日本の鍼灸医学の特質である多様性と自在性は，世界各国の鍼灸医学を発展させる原動力になり得ると確信しています．

　21世紀は，超高齢社会，IT社会，第4次産業革命などが進展し，誰もが経験したことのない予測不可能な社会を迎えることになります．そのことにより，これまでとは異なる病が多発することが懸念されます．とくに社会との不適合による病，言い換えれば"人間が病む"社会の当来が懸念されます．すでにストレス病やうつ病などが増加していますが，そうした社会が到来する前兆です．そのような病には全人的にケアする医療が必要であり，全人的医療の特性を有する鍼灸医療は貴重な医療資源です．

　21世紀の社会の行方を想定すると，鍼灸医学そのものが柔軟に社会のニーズに応えられるようにならなければなりません．そのためには東西医学の対立ではなく，必要と思われる知見を取り込みながら，進化しなければなければなりません．しかも未病治を最高の医療行動目標とする鍼灸医療は，これからの社会が求める，社会から求められる医療であり，社会のニーズにどのようにして応えようとするのかが問われます．日本の鍼灸医学は，その多様性と自在性により，これらの課題に応えることができます．

参考文献
1）梅原　猛：日本の伝統とは何か．ミネルヴァ書房，東京，2010．
2）丸山敏秋：鍼灸古典入門─中国伝統医学への招待．思文閣，京都，1987．
3）今泉礼右：グローバル時代の社会学．みらい，岐阜市，2013．
4）上杉富之：グローバル研究を超えて─グローカル研究の構想と今日的意義について─．グローカル研究，2014；1：1-20．
5）上杉富之：「グローカル研究」の構築に向けて─共振するグローバリゼーションとローカリゼーションの再対象化─．日本常民文化紀要，2009；27：43-75．
6）矢野　忠：日本鍼灸の過去，現在，そして未来．全日本鍼灸学会雑誌，2015；65（1）：14-25．
7）矢野　忠：日本鍼灸に関する東京宣言に向けて．全日本鍼灸学会雑誌，2012；62（2）：125-139．

第2節　鍼灸教育の歴史的変遷と現在，そして今後の展望 ──◇ ◇

　鍼灸教育の歴史は古く，奈良時代に遡ります．当時は国の医事制度の下に鍼灸教育が実施され，鍼灸師が養成されました．しかし，平安末期にはその制度は崩壊し，それ以降は各流派により鍼灸教育が行われ，多様性に富んだ鍼灸医学が展開されました．明治時代には，一旦，鍼灸教育は廃止されましたが，視覚障害者の職業教育として許可され，再び鍼灸教育が開始されることになりました．また，その教育課程は西洋医学を基盤として編成されたものでした．戦後は，鍼灸療法は医業類似行為として規定され，今に至っていますが，世界的には伝統医療の再評価が行われ，東アジアの諸国においては鍼医師としての養成教育が展開されています．鍼灸教育の歴史的変遷を辿りつつ，鍼灸教育の高等教育化と鍼灸医科大学設立の夢も含めて今後の展望を示します．

1.　鍼灸医療制度の歴史的変遷

1）明治以前の制度とその変遷

562年，僧智聡は仏典とともに鍼灸医学書を携えて渡来しました．この年をもってわが国の鍼灸医学の始まりとしていますが，それ以前から朝鮮半島との往来によりすでに伝えられていたようです．

飛鳥時代，奈良時代には中国との往来が活発になり，隋唐文化を積極的に取り込みました．701年，唐の律令制を参考に大宝律令を制定し，律令国家を建国しました．その中で医事制度（医療制度と医学教育制度）に関する法令「医疾令」が発布され（**図4-9**），医師の養成と医療制度が定められました．医疾令は，大宝律令の19番目の令に，養老律令には24番目の令として記されていました．これらは散逸して現存していませんが，その後，復元が試みられ，ほぼ全容が判明しました（医疾令復元逸文26条）．

「医疾令」の主要な内容は，①医療に携わる医師を官学で養成すること，②官医を諸国に配置して医療に従事させること，③医療の官営，医人の官吏化をはかることの3点です．「医疾令」は，これら3つをもって医事を官僚制度の下におく医療の国有・国営化を目ざしたものです．

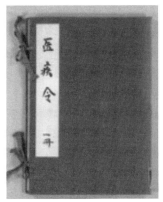

図4-9　医疾令 1巻
（京都大学附属図書館所蔵『富士川文庫』保存
京都大学貴重資料より）

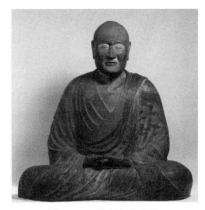

図4-10　鑑真和上座像
僧医として最も有名な医師が鑑真．鑑真は
奈良の唐招提寺の御影堂に祀られ，今も多
くの人々から慕われている．（画像は，宗田
一：図説日本医療文化史，思文閣，1989年より）

　なお，「医疾令」の医師の養成教育を示した「医針生成業条」には，「体療を学ぶについては，7 年を期限として修業させること．少小，及び，創腫は，各 5 年で修業させること．耳目口歯は，4 年で修めさせること．針生は，7 年で修めさせること」と診療科別にスクーリングを定めています．鍼生については「針生は素問，黄帝針経，明堂，脈決を習うこと．兼ねて，流注，偃側の図，赤烏神針等の経を習うこと」とし，授業科目が明記されています．

　当時の古代中国医学は，最新の外来医学として大陸からもたらされたことから，医学史では「大陸医学」と言い，その恩恵は貴族など位の高い高貴な人が享受する医学であったことから「貴族医学」とも呼ばれています．

　なお古代中国医学は僧侶によって伝えられました．それは仏教の教義を極めるための補助学として五明が規定されおり，その中の一つが医方明（医学）で，僧侶は医学をも修めていました．ちなみに五明とは，声明（音韻・文法・文学），因明（論理学），内明（数理学），工巧明（工芸，数学，暦学），医方明（医学）です．そのことから当時の僧侶は医学にも通じた僧医でした．その代表が鑑真和上（688-763）です（図 4-10）．

　しかし「医疾令」に定められた医事制度は，徐々に形骸化し，鎌倉時代には実質的に崩壊することになりました．その結果，室町時代には庶民の中から鍼医師が誕生するようになりました．それは，私塾の徒弟制度による鍼医師の養成によるもので，多彩な流派（御園流，夢分流，入江流，吉田流）が台頭しました．このように，鍼灸医学は大きく発展することになり，江戸時代には漢方も鍼灸も隆盛を極めました．

　江戸時代には「漢方医」と「鍼医」が存在していました．鍼医の台頭は，江戸幕府の盲人政策によって誕生したものです．それまでの盲人は「按摩」を生業としていましたが，幕府は鍼も同じ中国伝統医学であることから盲人にも許可しました．なかでも杉山和一（1610-1694）は，将軍綱吉の命を受けて鍼術の振興と教育システムを構築し，鍼治講習所を全国に開設し，多くの門人を育てました（図 4-11）．

　これが盲人の職業教育の始まりであり，ヨーロッパに先立つこと約百年，日本固有の制度として今日に至っています．

2）明治期から戦前昭和までの制度とその変遷

　明治になると「富国強兵・産業振興」の政策のもと，日本の正統医学を西洋医学

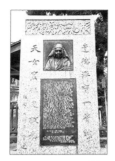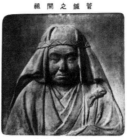

図 4-11 杉山和一

杉山和一は，日本鍼灸の形成に最も貢献した人物である．彼は盲人でしたが，鍼治講習所を全国に開き，鍼師の養成とともに鍼治療を広めた．（図は，江島杉山神社杉山検校頌徳碑とそのレリーフ）

（ドイツ医学）とし，それまで正統医学として国民の保健を担ってきた鍼灸，漢方は廃止されました．その際に「鍼治講習所」も廃止されましたが，後に視覚障害者の職業として存続が許されることになりました．その際，鍼灸医療は医療制度の枠外に置かれることになり，このことが医業類似行為としての鍼灸に繋がります．

　明治以降，鍼灸に関する法律の初発は，明治7年（1874年）の医制第53条です．医制第53条は，「鍼治，灸治ヲ業トスル者ハ，内科医，外科医ノ指図ヲ受クルニアラザレバ施術スベカラズ」とし，鍼灸師を医師の管理下に置くことを規定したものでしたが，この法律は施行されませんでした．この条文にみられるように当時は鍼灸師を医師の管理下に置くことを指向されましたが，そのようにならず，医療制度の枠外に位置づけられました．その方針はそれ以降の法律にも組み込まれ，今も大きく変わることなく続いています．

　明治18年（1885年），内務省が「鍼術，灸術営業差許方（取締方）」を通達し，各府・県の取り締まりのもとに鍼灸施術を営業することを認めました．各府県は，取締規則を設けて営業鑑札を与えて営業を許可しました．

　その後，明治44年（1911年）「鍼術，灸術営業取締規則」が内務省令として発出され，鍼灸の営業は免許鑑札制となりました．この規則により，これまでの徒弟制度による鍼灸師養成を一部残しながらも，学校制度による鍼灸師養成を導入することになり，徒弟制度と学校制度の二本立ての教育制度が始まりました．

3）戦後昭和から現在までの制度とその変遷

　昭和20年（1945年），第二次世界大戦後，進駐軍衛生部より，「医業以外での治療行為を全て禁止する」旨の勧告がなされ，鍼灸存亡の危機を迎えることになりました．その勧告に対して猛烈な反対運動が展開され，その結果，厚生省は昭和22年（1947年）1月の医療制度審議会から「按摩・鍼灸・柔道整復は，医業の一部として治療行為を許可する」，「按摩・鍼灸・柔道整復は，教育を高度化させ，国家試験を実施する」という報告を受け，昭和22年（1947年）「あん摩，はり，きゅう，柔道整復等営業法」を成立させ，それまでの「営業鑑札」から「身分免許」へと転換しました．その際，あん摩，はり，きゅう，柔道整復は医業の一部ではなく，医業に類似した行為ということから「医業類似行為」としました．その結果，鍼灸は医療制度の枠外に位置づけられることになり，今も病院等の保険医療機関で鍼灸を行うことは混合診療になることから禁止されています．

　昭和26年（1951年）には「あん摩師，はり師，きゅう師，柔道整復師法」に改称され，昭和30年（1955年）には「あん摩」が「あん摩（マッサージ，指圧を含む）」と変更され，昭和39年には「あん摩マッサージ指圧師，はり師，きゆう師及び柔道整復師等に関する法律」となりました．そして昭和45年（1970年）には「柔道整復師法」が単独法になったことで，現在の名称である「あん摩マッサージ指圧師，はり師，きゅう師等に関する法律」となりました．

　昭和63年（1988年），同法の大幅改正があり，あん摩マッサージ指圧師，はり師，きゅう師，柔道整復師に関わる試験の実施と登録事務が都道府県知事から厚生大臣へと変更され，試験は国家試験，免許は厚生労働大臣免許となり，今日に至っています．

2．明治以降の鍼灸教育の変遷

1）明治期の鍼灸教育

　明治10年代になって京都と東京に訓盲唖院が設立され，明治13年（1880年）に盲人の教育が再スタートすることになりました．明治18年（1885年），訓盲唖院が官立校になると政府の意向にしたがって文部省は盲人の職業教育としての鍼治療を中止します．

　しかし，明治19年（1886年），東京の訓盲唖院の主幹となった矢田部良吉（東京帝大，生物学科教授，1851-1899）は「鍼治の功害並びにこれを盲人の手術として危険の恐れ無きや否や」の質問状を東京帝大医科大学長の三宅　秀（1848-1938）に提出し，調査を依頼しました．三宅はその調査を片山芳林（東京帝大医科大学外科助教授）に命じ，片山は調査結果を『鍼治採用意見書』（1887年）として矢田部良吉に提出します．

　その内容は「鍼治療は一定の病に効果があり，しかも害がない．巨大な鉄鍼や三稜鍼を使用することを避けて，細い毫鍼を使用するならば，盲人に行わせても害がない．今後は，解剖学，生理学，病理学等の西洋医学に基づいた鍼治療を行うべきである」とし，盲人が鍼治療を行ってもよいというものでした．このことについては矢田部と親交のあった文部大臣森　有禮（1847-1889）の力が大きかったとされています．また片山芳林が作成した『鍼治採用意見書』は，奥村三策（1864-1912）が明治18年（1885年）に『医事新聞』157号に投稿した「鍼術論」をベースとして作成されたものとされています．

　このように多くの人の尽力によって明治20年（1887年）には，盲人の職業教育として再び鍼治療を行うことが許されることになりました．

　明治42年（1909年），盲唖分離が実現して東京盲学校が設立されました．やがて全国各地に盲学校が設立され，按摩・鍼灸教育が行われることになりました．そして明治44年（1911年）「鍼術，灸術営業取締規則」内務省令の発令により，小学校卒業以上で4年制の指定校を卒業すれば営業免許を取得できるとした学校教育制度が始まりました．これが明治以降における鍼灸師養成教育の嚆矢となりました（当時は徒弟制度を残したままでのスタートであった）．

　なお，わが国の鍼灸教育の基本は，『鍼治採用意見書』に記された「解剖学，生理学，病理学等の西洋医学に基づいた鍼治療を行うべきである」を踏まえて構築されたのです．すなわち，西洋医学を基礎に鍼灸医学を教育することを基本と定めたのです．このことがわが国の鍼灸教育および鍼灸臨床を特色づけることになりました．

2）太平洋戦争後の鍼灸教育

　本格的な鍼灸師養成の教育制度は，昭和22年（1947年）「あん摩，はり，きゅ

う，柔道整復等営業法」の制定により，すべての鍼灸師の養成は学校教育（盲学校，専修学校）において行うこととなりました．昭和23年（1948年），はり師，きゅう師課程の修業年限は，5年以上と定められました．昭和26年（1951年），法律が「あん摩師，はり師，きゅう師，柔道整復師法」に変わり，昭和28年（1953年）には修業年限は高卒2.5年以上に変更されました．

　それが大きく変わったのは平成元年（1989年）になってからです．鍼灸師の資質向上を目的に「あはき法」の大幅改定が行われ，高卒3年を修業年限とし，2,865時間の教育課程に改定されました．また資格試験も都道府県から国家試験となり，免許証も厚生大臣免許となりました．その後，平成12年（2000年）には教育の大綱化にしたがって教育科目から教育内容による規定に改定され，時間制から単位制が導入され，鍼灸師には86単位以上の単位を取得することが定められました．そして，平成29年（2017年3月）には，再度教育課程が大幅に改定され，はり師，きゅう師は94単位以上で2,665時間以上と改定されました．このように単位数と時間数の2つの枠が科されたのです．また特筆すべきこととして，臨床実習は，これまで実習（臨床実習含む）として独立した授業科目ではありませんでしたが，ようやく実習（基礎実習の意味）から独立して臨床実習となり，しかも4単位になったことは画期的な改定でした．

3. 日本の鍼灸教育課程の基本構造

　明治政府は，1871年「太政官布告」により鍼灸療法を一旦廃止しましたが，やがて視覚障害者の職業として許可することになりました．その際，『鍼治採用意見書』（1887年）に記された「解剖学，生理学，病理学等の西洋医学に基づいた鍼治療を行うべきである」を踏まえて職業教育を行いました．その時の教育課程は西洋医学と東洋医学による編成で，これが鍼灸師養成教育の基本的な教育課程の枠組となり，今もそれを踏襲しています．

　この教育課程の基本的枠組は**表4-1**に示すように，今も日本における鍼灸師養成教育の基本構造です．この基本的枠組による教育課程により，日本鍼灸の多様性は発展し，強化されてきました．

　このような和洋折衷の視点は，すでに江戸時代に醸成されたものです．それは，室町時代末期に渡来した南蛮医学（ポルトガル医学）の受容，江戸時代前期に渡来

表 4-1（1）　戦後の鍼灸師養成の教育課程の変遷

昭和 23 年（1948）		昭和 26 年（1951）		昭和 28 年（1953）		昭和 51 年（1976）	
文部省厚生省令第 1 号		文部省厚生省令第 2 号		文部省厚生省令第 2 号		文部省厚生省令第 2 号	
5 年以上		5 年以上		注 1		注 1	
教科	時間数	教科	時間数	教科	時間数	教科	時間数
解剖学	280	解剖学	280	解剖学	280	解剖学	210
生理学	280	生理学	280	生理学	280	生理学	165
病理学	210	病理学	210	病理学	210	病理学	75
衛生学(消毒法含む)	210	衛生学(消毒法含む)	140	衛生学(消毒法含む)	140	衛生学(消毒法含む)	90
症候概論	280	症候概論	175	症候概論	175	診察概論	105
治療一般	280	治療一般	280	治療一般	280	臨床各論	240
漢方概論(経穴を含む)	175	漢方概論(経穴を含む)	140	漢方概論(経穴を含む)	140	漢方概論	135
						経穴概論	105
あん摩理論	35	―	削除	―	削除	―	削除
はり理論	105	はり理論	70	はり理論	70	はり理論	90
きゅう理論	105	きゅう理論	70	きゅう理論	70	きゅう理論	
医学史	70	医学史	70	医学史	70	医学史	30
医事法規	35	医事法規	35	医事法規	35	医事法規	30
学科小計	2,065	学科小計	1,750	学科小計	1,750	学科小計	1,275
あん摩実習	210	―	削除	―	削除	―	削除
はり実技	700	はり実技	560	はり実技	560	はり実技	780
きゅう実技	490	きゅう実技	350	きゅう実技	350	きゅう実技	
実習小計	1,400	実習小計	910	実習小計	910	実習小計	780
専門教科小計	3,465	専門教科小計	2,660	専門教科小計	2,660	専門教科小計	2,065
普通教科小計	1,925	普通教科小計	1,575	普通教科小計	175	普通教科小計	180
合計	5,390	合計	4,235	合計	2,835	合計	2,235

注 1）高等学校に入学することのできる者を入学資格としている学校・養成施設は 5 年以上，大学に入学することができる者を入学資格とする学校・養成施設は 2 年半以上
表は「一般社団法人鍼灸医療普及機構」（代表理事安藤文紀）の HP から引用・抜粋

　した蘭方医学（紅毛医学，オランダ医学）の受容，そして江戸時代中期に興った古方派による実証主義の台頭，これらにより江戸時代の鍼灸医学は大いに発展し，古典学派，実証学派，折衷学派として発展していくことになりました．
　明治時代の欧化主義，富国強兵の政策と相まって，西洋医学を基礎とする鍼灸教育を展開することに大きな抵抗はなく，異なる文明・文化を取り入れ，日本化することはこれまでの歴史が示すところです．

表4-1　(2)　戦後の鍼灸師養成の教育課程の変遷

			平成元年 (1989) 文部省厚生省令第4号 大学に入学できる者	平成12年 (2000) 文部省厚生省令第3号 大学に入学できる者			平成29年 (2017) 文科省厚労省令第1号 大学に入学できる者		
	教科	時間数		教育内容	単位数		教育内容	単位数	備考
基礎科目	人文科学	60	基礎分野	科学的思考の基礎 人間と生活	14	基礎分野	科学的思考の基礎 人間と生活	14	コミュニケーションを含む
	社会科学	60							
	自然科学	60							
	保健体育	60							
	外国語	60							
	合計	300		合計	14		合計	14	
専門基礎科目	医療概論	45	専門基礎科目	人体の構造と機能	13	専門基礎科目	人体の構造と機能	12	運動学を含む
	衛生学 公衆衛生学	90							
	関係法規	45		疾病の成り立ち，予防及び回復の促進	12		疾病の成り立ち，予防及び回復の促進	12	
	解剖学	210							
	生理学	165							
	病理学概論	75		保健医療福祉とあん摩マッサージ指圧及びはりきゅうの理念	2		保健医療福祉とあん摩マッサージ指圧及びはりきゅうの理念	3	社会保障制度及び職業倫理を含む
	臨床医学総論	105							
	臨床医学各論	195							
	リハビリテーション医学	75							
	合計	1,005		合計	27		合計	27	
専門科目	東洋医学概論	135	専門分野	基礎はり 基礎きゅう	7	専門分野	基礎はり 基礎きゅう	9	東洋医学概論及び経絡経穴概論を含む
	経絡経穴概論	105							
	はり理論	90		臨床はり学 臨床きゅう学	10		臨床はり学 臨床きゅう学	13	適応の判断，病態生理学並びに生体観察を含む
	きゅう理論								
	東洋医学臨床論	90		社会はり学 社会きゅう学	2		社会はり学 社会きゅう学	2	
	実技 はり実技 きゅう実技	840							
	合計	1,260		実習（臨床実習含む）	16		実習	15	施術所における臨床実習前施術実技試験等を含む
	小計	2,565		総合領域	10		臨床実習	4	三単位以上は学校若しくは養成施設附属の実習施設またはあん摩マッサージ指圧，はり及びきゅうを行う施術所において行うこと
	選択必修科目	300		合計	45		総合領域	10	
	総計	2,865		総計	86		総計	94	

表は「一般社団法人鍼灸医療普及機構」（代表理事安藤文紀）のHPから引用・抜粋

4. 鍼灸教育の高等教育化

大学における鍼灸教育は，鍼灸界の悲願でした．それが実現したのは，昭和53年（1978年）「明治鍼灸短期大学」（現在の明治国際医療大学の前身）の開学でした．昭和58年（1983年）には4年制の明治鍼灸大学に昇格，さらに鍼灸医学の学術を推進するために平成3年（1991年）大学院鍼灸研究科修士課程が開設され，その3年後（1994年）には博士課程が開設されて鍼灸高等教育機関として完成を見ることになりました．

こうした鍼灸師養成の高等教育化は視覚障害教育分野においても進められ，昭和62年（1987年）国立筑波技術短期大学が設置され，平成16年（2004年）には4年制の筑波技術大学に昇格，平成23年（2011年）に筑波技術大学大学院技術科学研究科修士課程が開設されました．

明治鍼灸短期大学の開学を嚆矢とした鍼灸教育の高等教育化は，徐々に広まり，鍼灸学系大学は12大学まで増えましたが，その後1大学は学生募集を停止し，令和2年（2020年）現在では，鍼灸学系大学は11校，大学院修士課程（修士鍼灸学）5校，博士課程（博士鍼灸学）は3校です．残念ながら10年前から新設の鍼灸学科はありません．

一方，国内のコ・メディカル養成教育に目を移すと，様々な分野において高等教育化が進み，令和2年度（2020年）で看護師養成の大学は289校，理学療法士養成の大学は118校，作業療法士の養成大学は93校，診療放射線技師の養成大学は39校など，これまで専門学校が主であったものが大学への転換を積極的にはかっています．このように他の医療職の養成は高等教育化の方向に進んでいますが，鍼灸師養成は依然として専門学校と盲学校理療科（現在は特別支援学校）が主であります．

国外，特に東アジアに目を移すと中国や韓国，台湾，ベトナムでは中医師，韓医師の養成を医学部で行っています．米国では大学院教育として鍼灸師養成を行っています．このように国により鍼灸医療を行う医療人の教育制度や資格制度（認定制度も含めて）は異なります．鍼灸教育制度が整備されていない国では，医師や他の医療職の資格を基礎資格として鍼灸教育研修を経て鍼灸医療を実践しています．

鍼灸医療へのニーズは高く，今や約180か国の医療現場で行われています．もはや鍼灸医学は東アジアの伝統医学ではなく，世界の伝統医学です．

　国内における医療職養成の高等教育化と国外の鍼灸医学教育の動向を踏まえると，わが国の鍼灸師養成の教育制度のさらなる変革が求められます．

　かつて明治東洋医学院の創設者である山崎直文らが大正 13 年（1924 年）1 月，第 23 回大日本鍼灸師会総会の決議によって「鍼灸医師法同盟会」を設立し，鍼灸医師制度の設立を内務省に陳情（若槻内務大臣と会見）し，専門家の意見をきいて実現に努力するとの言明を得ましたが，衆議院は通過するも貴族院では小差で不採択となりました．その後も鍼灸医師の制度化に向けて国会に請願しましたが，鍼灸医師の制度化には至りませんでした．

　わが国において鍼灸医師の制度化は極めて困難なことですが，先人の気概を受け継いで，今一度，令和の新時代，鍼灸医学の学術的発展と社会的役割及び国際化の観点から再考し，「鍼灸医師」を養成するために「鍼灸医科大学」の設立に向けて歩みだすことが必要ではないでしょうか．

（注）本稿は北小路博司の「明治時代以降における鍼灸医療制度・教育および研究の変遷」（全日本鍼灸学会雑誌 .2012：62（1）：29-37.）と日本理療科教員連盟 60 周年記念記念講演「理療教育とあはき業の課題と展望」（矢野忠）の原稿を参考とした．

参考文献

1）濱田　淳，長尾榮一：近代日本鍼術の拠り所．日本医史学雑誌；40（3）：305-313.
2）北小路博司：明治時代以降における鍼灸医療制度・教育および研究の変遷．全日本鍼灸学会雑誌，2012：62（1）：29-37.
3）矢野　忠：理療教育とあはき業の課題と将来展望．日本理療科教員連盟『60 年史』，日本理療科教員連盟編，2014：68-86.
4）吉川恵士監修，編集代表 河井正隆，渡辺雅彦：理療教育学序説．日本鍼灸手技療法教育研究会，ジアース教育新社，東京，2015.

終章　プロの鍼灸師であるための5か条と鍼灸医療を地域に浸透させるための3つの要望

鍼灸医療の専門職としての「プロ」の鍼灸師とは，どのような鍼灸師を指しているのでしょうか．ここでいう「プロ」とは，「プロフェッショナル」の要件を備えているかどうかを指します．ここでは「プロ」の鍼灸師の要件を一部要望も含めて「プロの鍼灸師であるための5か条」として5項目挙げました．

なお，近年，運動器疾患を専門とする鍼灸師といったように特定の疾患や病態を専門とする鍼灸師が現れてきました．

そのような鍼灸師は，「専門医」に相当する概念で，診療科別の専門鍼灸（例えば整形外科鍼灸，内科鍼灸など），あるいはスポーツ鍼灸，美容鍼灸などの分野（領域）別の専門鍼灸師であります．ここでいう「プロ」の鍼灸師とは，鍼灸臨床全般を扱う鍼灸師を指します．

◆プロの鍼灸師であるための5か条　　　　　　　　　　　　◇　◇　◇

(1) 医療面接に習熟し，実行できる

医療面接は，問診ではなく，受療者との対話です．受療者は様々な目的（意向）をもって鍼灸施術所を訪れます．健康維持・増進，病気予防，未病治，症状改善・病気治療など，多様なニーズをもっていますが，多くは症状改善・病気治療です．

症状改善・病気治療を目的として来院する受療者の多くは，いろいろな医療機関や関連の施設で受療しています．しかし思うような効果が得られないことから「鍼灸施術所」を訪れます．それだけに"治りにくい病態"の受療者です．このような受療者に「問診」では受療者の病苦を受け止めることができません．

医療面接は，病態の把握とともに病苦に共感し，受療者とともに問題を解決するために，受療者と施術者間の信頼関係を築く手法です．

(2) 臨床推論による推定鑑別ができ，適切な対応をとることができる

何らかの苦痛をもって来院する受療者に対して，効果的な鍼灸治療を行うことと

リスクを最小限にするために適切な対応（医療先行も含めて）をとるには，臨床推論による適・不適の判断が必要です．そのためには単に東洋医学的な診療による臨床推論だけではなく，現代西洋医学的な臨床推論をできることが必要です．

（3）鍼灸診療に必要な診察技術と治療技術を修得している

　臨床推論を的確にするには，一定の診察技術が必要です．特に鍼灸医療では，慢性期の運動器疾患や症状を扱うことが多いことから，それらの病態に対する診察技術，特に鍼灸師ができる理学的検査法に習熟しておくことが必要です．その目的は，適切な治療を行うためです．鍼灸療法の対象には，その病態に応じて現代西洋医学的な立場から治療方針を立てること，また東洋医学的な立場から病証の判定とそれに応じた治療方針を立てることができることが必要です．

　現代西洋医学的か東洋医学的かといった２項対立的に診療方針を決めるのではなく，受療者の病態に応じてどちらを優先するか，あるいは併用するかなど，治療計画を立てることができるよう両方の診療技術を修得しておくことが必要です．

（4）リスク管理および危機管理ができる

　リスク管理と危機管理について日頃から取り組んでいることが大切です．リスク管理は，有害事象を起こさないためのリスクマネージメントです．もしも不幸にして有害事象を起こした場合の対処，または施術中の地震や火事などの突発的な災害が起こった場合の対応が危機管理です．これらのことを円滑に行うには，インシデント・レポートの作成，有害事象に関する情報収集，スタッフを雇用している場合にはスタッフの安全学に関する教育の実施，防災訓練の実施などを行い，加えて損害賠償保険等に加入していることが必要です．

（5）プロフェッショナリズムに努める

　プロとはプロフェッショナルの略語です．つまり専門職を意味します．したがってプロの鍼灸師とは，鍼灸医療の専門家と言うことになります．一般的にプロフェッショナルの第一要件は，特定の専門的分野に関する深く高度なもの（知識と技術など）でなければならないこと，第二要件はクライアント（顧客，依頼人，医療では患者・受療者）からの特定の依頼事項（医療では健康維持・増進，病気の治

癒など）を解決してあげること，と言われています．この２条件を備えるには，プ
ロフェッショナリズムに努めなければなりません．具体的には専門職集団（例えば
日本鍼灸師会，全日本鍼灸マッサージ師会などの業団）および学術団体（全日本鍼
灸学会など）に所属し，それぞれの倫理綱領を遵守するとともに鍼灸医療の学術の
研鑽に努めることです．

◆鍼灸医療を地域に浸透させるための３つの要望

　鍼灸医療の年間受療率をみると 4%〜5% 前後の底どまりの状態にあります．鍼
灸療法を国民に浸透させ，身近な医療として用いてもらうには，地域の医療関係者
との連携や提携はとても重要です．このことは住民に対して質の高い医療を提供す
るとともに地域の医療体制の中で鍼灸師が孤立化しないようにするためです．こう
した地域における医療連携を実践することによって鍼灸医療は必要な存在であるこ
とを知ってもらう契機になります．延いてはこうした活動が鍼灸医療の発展に繋が
ります．

　また，地域内で開業している鍼灸師それぞれの資質向上を高めるために流派や臨
床姿勢の違いを超えて，鍼灸医療それ自体の資質向上に努めなければなりません．
一人の鍼灸師の資質が鍼灸医療全体の評価になりかねないのが，鍼灸師，鍼灸療法
が置かれている状況です．鍼灸師全体の評価が高くなるようにするには，まず地域
内で開業している鍼灸師同士の情報交流が，１つの有力な手段になります．

　さらに地域で開業している鍼灸師による健康街づくりは，地域住民の鍼灸療法に
対する認識を変えることにも繋がり，鍼灸医療に対する信頼と地域貢献への評価に
なります．そのためには，地域住民（生活者）の健康リテラシーを高める活動に取
り組むことがポイントです．例えば地域住民との交流を図るプログラムを実践する
などです．このこと，すなわち，「交流する力」のプログラムを実践することによ
り認知機能の改善や向上，さらにはフレイル対策にもなり，高齢者を含めて街全体
の健康レベルを高めることになります．

(1) 地域の医療関係者と連携あるいは提携している

　多くの鍼灸師は，地域の中で施術所を開業し，そこに住む地域住民（生活者）に対する医療実践を行っています．現在のわが国の医療システムを医療社会学の観点から捉えると多元的医療システムです．つまり多種類の医療が相互に補完しあったり，排斥したりして共存しています．実際，一つの医療様式だけで問題を解決することができないことが多いことから，現代西洋医学と伝統医学などを統合した統合医療が展開されています．このような動向を踏まえると地域の医療関係者と連携あるいは提携を行うことが求められます．受療者のリスクを最小限にし，効果を最大限にするためには，鍼灸師として地域の中で孤立化しないことが重要で，地域の医療関係者と連携あるいは提携を実践することが求められます．診療録（カルテ）をしっかりと記録し，他の医療機関への紹介状（医師をはじめ医療関係者が理解できるもの）の作成は必須です．

(2) 地域内で開業している鍼灸師による情報交流を実施する

　リスク管理や危機管理とも関連しますが，鍼灸臨床に関係する情報を相互に交流することにより，資質向上を図ることが求められます．たとえ流派が異なっていても症例検討やインシデント・レポート，業団の活動などの情報を提示し，討論や意見交換などの交流を図ることは，鍼灸医療の資質向上に非常に有益であり，専門職としての社会への説明責任を果たすことにもなります．このことは，現代西洋医療関係職種では，温度差はあるものの地方組織の業団や学会が中心になって実施しています．プロフェショナリズムの一環として業団および学会に加入するとともに，所属する業団や学会は異なっていても，地域内の同業者が一緒になってグループ活動を展開し，情報交流を行うことが望まれます．

(3) 地域住民の健康リテラシーの向上に努める

　鍼灸医療の最高の医療行動目標は，「未病を治す」（未病治）とされています．鍼灸療法という非薬物療法の治効原理から言えば，「内在性の治癒力」，すなわち自然治癒力を賦活することで最もその威力を発揮できます．健康を維持・増進させることであり，未病状態を健康に戻すことです．已病（疾病）状態では，効果を挙げることはそう簡単ではありません．「已病治」よりは「未病治」が鍼灸医療の到達目

標であると考えます．そのためには健康に関する情報を発信したり，また地域の集まりを利用してミニ公開講座を開催したりして健康リテラシーを高める活動を展開するとともに，地域住民の交流を促し，地域全体が健康街づくりを推進する気運を高めることもプロとしての鍼灸師の役割であると考えています．

◆資料：鍼灸医療に関係する主な業団と学術団体

　専門職の特性から言えば，プロの鍼灸師として活動するには，専門職集団（業団），および学術団体に加入していることが求められます．

1. 鍼灸医療関係の業団

(1) 公益社団法人日本鍼灸師会

　本会は，昭和25年9月に全国鍼灸懇談会として発足し，同年11月30日に参議院会館において日本鍼灸師会結成大会（創立総会）が行われました．その後，社団法人の認可（昭和28年5月に認可），平成22年9月より公益社団法人へ移行し，現在に至っています．現在は，全国47都道府県鍼灸師会と協調して，会員の資質向上と，鍼灸師の社会的地位の向上や国民に対して鍼灸医療の啓発のために活動を行っています．

　本会は，定款によると「鍼灸学術を振興し，鍼灸業務を通じて健康・福祉の増進，公衆衛生の向上に関する事業を行い，もって国民の健康と福祉の向上に寄与すること」を目的としています．

　本会の活動としては，①健康保険取扱の緩和，②鍼灸の単独立法の実現等を目指し，政府への働きかけを行うと共に会員の資質向上に努めています．学術活動としては，全国大会を開催し，各地方においては講習会を開催しています．さらに会員の資質向上に資する企画としてEラーニング（臨床基礎コース，生涯研修コース）を行っています．その他，経営サポートを実施しています．

本部の所在地：〒170-0005 東京都豊島区南大塚3-44-14 2階
Tel：03-5944-5089　Fax：03-5944-5087
ホームページ　http://www.harikyu.or.jp

(2) 公益社団法人　全日本鍼灸マッサージ師会

　本会は，昭和 22 年 6 月，伊東市において全国の鍼灸マッサージ団体代表が結集し，本会の前身である「日本鍼灸按摩マッサージ師会連盟」を発足，その後，「全日本鍼灸按マッサージ師会連盟」（略称・全鍼連，昭和 24 年）と改称，さらに昭和 56 年に社団法人の認可を受けて「社団法人全日本鍼灸マッサージ師会」に再度改称し，公益法人として現在に至っています．

　本会は，全国の鍼灸マッサージ師施術の総合団体として活動をしています．本会は，その定款に「鍼灸マッサージに関する学術および技術の向上を推進し，良質かつ適切な鍼灸マッサージ施術の普及に努めるとともに国民その他関係方面に対し，鍼灸マッサージについての正しい知識の普及啓発を行い，もって公衆衛生の向上，国民の健康増進に寄与することを目的とする．」と記し，8 月 9 日を「はり・きゅう・マッサージの日」と定めて，無免許対策と共に無料マッサージの提供などにより鍼灸マッサージの普及啓発活動を行っています．また，地震・豪雨災害等では，被災者への鍼灸マッサージボランティア活動を実施しています．さらに日本鍼灸マッサージ協同組合を設立して，本会と協同組合は一体となって共済（生損保）・共同購買・経営相談を中心に事業展開しています．また会員の学術の資質向上を目的に施術講習・研修会が行われています．

事務所の所在地：〒 160-0004 東京都新宿区四谷 3 丁目 12-17
TEL：03-3359-6049　FAX：03-3359-2023
ホームページ：https://www.zensin.or.jp/about/jigyo.html

2. 鍼灸医学に関する学術団体・研究会

　鍼灸医学に関する学術団体および研究会は，沢山あります．以下に代表的な学術団体と研究会を紹介しますが，すべてを紹介することは紙面の関係から割愛させていただきます．

(1) 公益社団法人全日本鍼灸学会

　本学会は，鍼灸医学の学術団体として唯一，日本学術会議協力学術研究団体に登録された学会です．医師（歯科医師含む），薬剤師，研究者，教育者，臨床家など多様な会員が入会しており，鍼灸医学の基礎から臨床に関する研究，鍼灸古医書に

関する研究，鍼灸教育に関する研究など，幅広い分野にわたる研究発表が行われています．機関誌は『全日本鍼灸学会雑誌』．

事務局の所在地：〒151-0053 東京都渋谷区代々木 1-55-10 学園ビル 10 階 1001 号室
TEL：03-6276-6751　Fax：03-6276-6752
ホームページ：http://jsam.jp/

(2) 一般社団法人日本東洋医学会

本会は，1950 年（昭和 25 年）に日本東洋医学会として設立され，1977 年（昭和52 年）に社団法人日本東洋医学会として認可され，2012 年（平成 24 年）に一般社団法人日本東洋医学会として認可されました．目的は，東洋医学に関する事業を行い，その進歩普及を図り，学術文化の発展並びに人類・社会の福祉に寄与する事を目的としています．本会は，①学術集会の開催及び会誌その他の出版物の発行，②専門医認定制度，③東洋医学に関する調査研究などを行っています．鍼灸医療に関する発表も行われています．機関誌は『日本東洋医学雑誌』．

事務所の所在地：〒105-0022 東京都港区海岸 1 丁目 9-18　国際浜松町ビル 6 階
TEL：03-5733-5060　FAX：03-5733-5078
ホームページ：http://www.jsom.or.jp/.

(3) 日本伝統鍼灸学会

本会は，経絡治療研究会と東洋はり医学会の合併により結成された日本経絡学会が前進です．1996 年（平成 8 年），日本の伝統鍼灸が世界に果たすべき役割を踏まえて学会名を日本伝統鍼灸学会と改称しました．目的は，中国古典医学を基礎とした日本伝統鍼灸の学術の構築および現実の医療に関わる鍼灸臨床学の確立です．機関誌は『伝統鍼灸』．

事務所の所在地：日本医学柔整鍼灸専門学校　〒169-0075 東京都新宿区高田馬場 1 丁目 18 番地 18 号
TEL：03-3208-7741（代表）　FAX：03-3208-6488
ホームページ：http://jtams.com

(4) 経絡治療学会

柳谷素霊，井上恵理，岡部素道，岡田明祐等により設立された弥生会（1939 年

〜1940 年）を前身とし，東邦医学会を経て，誕生しました．古典に還って伝統的・東洋医学的な鍼灸を見直そうという気運が高まり，昭和 14 年頃に形づくられたのが経絡治療です．経絡治療は単に症状を局所的に治療するのではなく，病体全体をくまなく診断治療するために提唱された日本独自の鍼灸診療システムです．機関誌は『経絡治療』．

事務所の所在地：〒150-0001 東京都渋谷区神宮前 2-35 原宿リビン 208.
TEL/FAX：03-3402-9695.
ホームページ：https://www.tjmed.com

（5）日本良導絡自律神経学会

故中谷義雄博士が創始した「良導絡自律神経調整療法」の理論と臨床に関する学会です．1967 年（昭和 42 年）日本良導絡学会を前身とし，その後，日本良導絡自律神経学会と日本鍼灸良導絡医学会に別れましたが，両者は平成 11 年（1999 年）合併し，日本良導絡自律神経学会として現在に至っています．機関誌は『日本良導絡自律神経学会雑誌』．

事務所の所在：〒151-0072 東京都渋谷区幡ヶ谷 2-24-1 遠山ビル 2 階　良導絡研究所内
TEL：03-3376-0064　FAX：03-3376-0054
ホームページ：https://jsrm.gr.jp/

（6）日本刺絡学会

刺絡鍼法に関する学会です．刺絡鍼法は東洋医学の理論に基づいた刺法で，皮膚を三稜鍼にて刺鍼して気血の流れを改善させるもので，血液の放出を目的とした瀉血とは異なるものです．刺絡鍼法の継承と発展を目的としています．機関誌は『刺絡』．

事務所の所在：森ノ宮医療学園専門学校内　〒537-0022 大阪府大阪市東成区中本 11-1-8
TEL：06-6976-6889　FAX：06-6973-3133
ホームページ：https://shirakugakkai.com/

（7）一般社団法人日本医史学会

1892 年（明治 25 年）に医師・医史学者である富士川游らが設立した私立奨進医会を前身として，1927 年（昭和 2 年）に本会になり，現在に至っています．医史

学（西洋医学，東洋医学の歴史）を研究し，その普及をはかることを目的としています．鍼灸医学の歴史に関する研究も活発に発表されています．機関誌は『日本医史学雑誌』．

　事務所の所在：〒113-8421　東京都文京区本郷 2-1-1 順天堂大学医学部医史学研究室内

　ホームページ：http://jsmh.umin.jp/

(8)　日本臨床鍼灸懇話会

　代田文誌をはじめとする諸氏が鍼灸の科学化を目指し，金沢大学教授・石川太刀雄のもとに集まり，内臓体壁反射学説を学ぶ日本針灸皮電研究会を 1960 年（昭和 35 年）に結成しました．この研究会を 1983 年（昭和 58 年），日本臨床鍼灸懇話会に改称し，現在に至っています．本会は，鍼灸の科学化の理念のもとに多様な鍼灸臨床の学術について研究発表が行われています．機関紙は『臨床針灸』．

　事務所の所在：〒564-0032　大阪府吹田市内本町 1-1-6 米山鍼灸院

　Tel・Fax：06-6381-6656

　ホームページ：https://konwakai.com

(9)　日本内経医学会

　1984 年（昭和 59 年），東洋医学古典を学ぶための常設講座が島田隆司（『素問』），井上雅文（『霊枢』），岡田明三（『難経』）らによって開設され，昭和 63 年（1988 年）に日本内経医学会として現在に至っています．本会は，『素問』『霊枢』など，鍼灸医学古典の学術を究めることを目的としています．機関紙は『季刊内経』．

　事務所の所在：〒162-0835 東京都新宿区中町 30

　TEL：090-6197-7177

　ホームページ：https://plaza.umin.ac.jp>~daikei>

(10)　古典鍼灸研究会

　本会は，古典的鍼灸術の基礎である『内経』をはじめとする『古典』から経穴・病証・臨床等を学ぶことを目的としています．機関紙は『砭石』

　事務所の所在：東京都世田谷区北沢 3 丁目 20-16 SAN 北沢一階 聖泉鍼灸院内

　TEL・FAX：03-3466-3187

　ホームページ：http://plaza.umin.ac.jp/~kotenken/

(11) 一般社団法人北辰会

　1979年（昭和54年），藤本蓮風が膨大な臨床実践から診断治療法則を誰もが実践できるように「北辰会方式」を提唱し，それを学ぶ場として鍼灸学術団体「北辰会」を設立，2009年（平成21年）一般社団法人北辰会とし，"限りなく名人に近い人材"を一人でも多く輩出し，「北辰会方式」による鍼灸医学を日本全国に広めることを最大の目的としています．

事務所の所在：〒543-0001 大阪府大阪市天王寺区上本町5-2-11 上六新興産ビル202
TEL：06-6711-0218 ／ FAX：06-6711-0588
ホームページ：http://hokushinkai.info/

(12) 現代医療鍼灸研究会

　本研究会は，疾患や症状を現代医学的視点から捉えて鍼灸診療を行うことについて学びたいとの専門学校生からの要望に応えるために1994年（平成6年）に第1回研究会を発足，現在に至っています．本研究会の特徴は，現代医学的視点から疾患や症状をとらえ，病態を把握し，病態に基づいた治療を行い，鍼灸の有効性，有用性を科学的な根拠に基づいて評価することを目的としています．テーマ毎に，その分野の基礎的，臨床的な研究をしている講師によるシンポジウムと，専門医師による教育講演により構成された研究会を展開しています．機関紙は『現代鍼灸学』．

事務所の所在地：株式会社アクセライト内　〒113-0033 東京都文京区本郷3-5-4 朝日中山ビル5F
TEL：03-5801-0810（専用電話）
ホームページ：https://www.jsmamr.jp

索　引

【著者略歴】

矢野 忠（やの ただし）

昭和 45 年 3 月	東京教育大学教育学部附属教員養成施設卒業
昭和 47 年 4 月	筑波大学附属盲学校文部教官教諭
昭和 58 年 4 月	明治鍼灸短期大学鍼灸学科講師
昭和 59 年 4 月	明治鍼灸大学鍼灸学部鍼灸学科講師
昭和 60 年 4 月	明治鍼灸大学助教授
平成 2 年 11 月	明治鍼灸大学教授
平成 13 年 4 月	明治鍼灸大学鍼灸学部長
平成 20 年 4 月	（明治国際医療大学に改称） 明治国際医療大学鍼灸学部教授・同学部長・大学院教授・大学院研究科長
平成 25 年 4 月	明治国際医療大学鍼灸学部特任教授 明治東洋医学院専門学校教員養成学科長
平成 29 年 4 月	明治国際医療大学副学長
平成 30 年 4 月	明治国際医療大学学長　現在に至る

著書

伝承医学　人間総合科学大学　2005.
レディース鍼灸　医歯薬出版　2006.
図解鍼灸療法技術ガイドⅠ・Ⅱ　文光堂　2012.
鍼灸医学大辞典　医歯薬出版　2012.
最新鍼灸臨床の科学-メカニズムとエビデンス　医歯薬出版　2014, 他

鍼灸の未来を創る
職業としての鍼灸

2022年 9 月 15 日　第 1 版　第 1 刷発行

監　修	一般財団法人　一枝のゆめ財団
著　者	矢野　　忠
発行者	竹内　　大
発行所	錦房 株式会社
	〒 244-0002　横浜市戸塚区矢部町 1865-8
	TEL/FAX　045-871-7785
	http://www.kinfusa.jp/
	郵便振替番号 00200-3-103505

© Kinfusa Inc., 2022.〈検印省略〉　　　　印刷／製本・真興社

乱丁，落丁の際はお取り替えいたします．

ISBN978-4-9911717-1-0　　　　Printed in Japan